全民科学素质行动
计划纲要书系

社区科普书系

人生必须知道的健康知识

科普系列丛书

医学美容

后天美丽也精彩

HOUTIAN MEILI YE JINGCAI

总 主 编　郑静晨

本册主编　张　华

中国科学技术出版社

·北 京·

图书在版编目（CIP）数据

医学美容：后天美丽也精彩/张华主编. —北京：中国科学技术出版社，2012.8

（人生必须知道的健康知识科普系列丛书/郑静晨总主编）

ISBN 978-7-5046-6166-1

Ⅰ. ①医… Ⅱ. ①张… Ⅲ. ①美容术－基本知识Ⅳ. ①R622

中国版本图书馆CIP数据核字（2012）第170884号

策划编辑	徐扬科
责任编辑	徐扬科　王晓义
责任校对	林　华
责任印制	李春利
封面设计	潘通印艺文化传媒
版式设计	周新河　程　涛　王　乐

出　　版	中国科学技术出版社
发　　行	科学普及出版社发行部
地　　址	北京市海淀区中关村南大街16号
邮　　编	100081
发行电话	010-62173865
传　　真	010-62179148
投稿电话	010-62176522
网　　址	http://www.cspbooks.com.cn

开　　本	720mm×1000mm　1/16
字　　数	260千字
印　　张	16
印　　数	1—10000册
版　　次	2012年8月第1版
印　　次	2012年8月第1次印刷
印　　刷	北京佳信达恒智彩色印刷有限公司

书　　号	ISBN 978-7-5046-6166-1 / R·1602
定　　价	41.50元

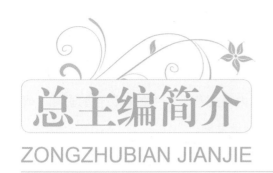

总主编简介

ZONGZHUBIAN JIANJIE

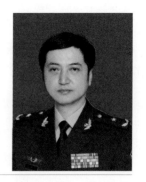

郑静晨，中国工程院院士、国务院应急管理专家组专家、中国国际救援队副总队长兼首席医疗官、中国武警总部后勤部副部长兼武警总医院院长，中国武警总医院现代化医院管理研究所所长。现兼任中国医学救援协会常务副会长、中国医院协会副会长、中国灾害防御协会救援医学会副会长、中华医学会科学普及分会主任委员、中国医院协会医院医疗保险专业委员会主任委员、中国急救复苏与灾害医学杂志常务副主编等，先后被授予"中国优秀医院院长"、"中国最具领导力院长"和"杰出救援医学专家"荣誉称号，2006年被国务院、中央军委授予一等功。

"谦谦为人，温润如玉；激情似火，和善如风"和敬业攀登、意志如钢是郑静晨院士的一贯品格。在他带领的团队中，秉承了"特别能吃苦、特别能学习、特别能合作、特别能战斗、特别能攻关、特别能奉献"的六种精神，瞄准新问题、开展新思维、形成新思路、实现新突破、攻克前进道路上的一个又一个堡垒，先后在现代化医院管理、灾害救援医学、军队卫勤保障、医学科学普及、社会公益救助等领域做出了可喜成就。

在现代化医院管理方面，凭借创新思维实施了"做大做强、以优带强"与"整体推进、重点突破"的学科发展战略，秉承"不图顶尖人才归己有，但揽一流专家为我用"的广义人才观，造就了武警总医院在较短时间内形成肝移植外科、眼眶肿瘤、神经外科、骨科等一批知名学科，推动医疗技术发展的局面。凭借更新理念，实施"感动服务"、"极致化服务"和"快捷服务补救"的新举措，通过开展"说好接诊一句话, 温暖病人一颗心" 和"学习白求恩, 争当合格医务人员" 等培训, 让职业化、标准化、礼仪化走进医院、走进病区, 深化了卫生部提出的开展"三好一满意"活动的实践。凭借"他山之石可以攻玉"的思路, 在全军医院较先推行了"标杆管理"、"精细化管理"、"落地绩效管理"、"质量内涵式管理"、"临床路径管理"和"研究型医院管理"等, 有力地促进了医院的可持续发展。

在灾害救援医学领域, 以重大灾害医学救援需求为牵引, 主持建立了灾害救援医学这门新的学科, 并引入系统优化理论, 提出了"三位一体"救治体系及制定预案、人员配备、随行装备、技能培训等标准化方案, 成为组建国家和省(市)救援体系的指导性文件。2001年参与组建了第一支中国国际救援队, 并带领团队先后十余次参加国内外重大灾害医疗救援, 圆满完成了任务, 为祖国争得了荣誉, 先后多次受到党和国家领导人的接见。

在推广医学科普上, 着眼于让医学走进公众, 提高公众的科学素养, 帮助公众用科学的态度看待医学、理解医学、支持医学, 有效贯通医患之间的隔阂。提出了作为一名专家、医生和医务工作者, 要承担医学知识传播链中"第一发球员"的神圣职责, 促使医、患"握手", 让医患关系走向和谐的明天。科普是一项重要的社会公益事业, 受益者是全体公民和整个国家。面对科普队伍严重老龄化, 科普创作观念陈旧, 运行机制急功近利等现象, 身为中华医学会科学普及分会主任委员, 他首次提出了"公众健康学"、"公众疾病学"和"公众急救学"等概念, 并吸纳新鲜血液, 培养年轻科普专家, 广泛开展学术活动, 利用电视和报纸两大载体, 加强对灾害救援、现场急救、科技推广、营养指导、健康咨询等进行科普宣传, 极大地提高了我国公众的医学科学素养。

在社会公益救助方面, 积极响应党中央、国务院、中央军委的号召, 发扬人民军队的优良传统, 为解决群众"看病难、看病贵"及构建和谐社会, 自2005年武警总医院与中国红十字会在国内率先开展了"扶贫救心"活动, 先后救助贫困家庭心脏病患儿两千余人。武警总医院由此获得了"中国十大公益之星"殊荣, 郑静晨院士获得全国医学人文管理奖。2001年, 武警总医院与中华慈善总会联手启动了"为了我们的孩子——救治千名少数民族贫困家庭先心病患儿"行动，先后赴新疆、西藏少数民族地区开展先心病儿童筛查，将有手术适应证的患儿转运北京治疗，以实际行动践行了党的惠民政策，密切了民族感情，受到中央多家主流媒体的跟踪报道。

"书山有路勤为径，学海无涯苦作舟。"郑静晨院士勤奋好学、刻苦钻研，不仅在事业上取得了辉煌成就，在理论研究、学术科研领域也成绩斐然。先后主编《灾害救援医学》《现代化医院管理》《内科循证诊治学》等大型专著5部，发表学术论文近百篇，先后以第一完成人获得国家和省部级科研成果二等奖以上奖7项，其中《重大自然灾害医疗救援体系的创建及关键技术、装备研发与应用》获得国家科技进步二等奖，《国际灾害医学救援系列研究》获得华夏高科技产业创新一等奖，《国内国外重大灾害事件中的卫勤保障研究》获得武警部队科技进步一等奖等。目前，还承担着多项国家、全军和武警科研课题，其中"各种自然灾害条件下医疗救援队的人员、装备标准化研究"为国务院指令性课题。

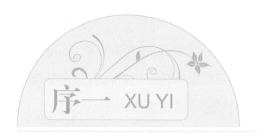

序一 XU YI

健康是人类的基本需要，人人都希望身心健康。世界卫生组织公布的数据表明，人的健康和寿命状况40%取决于客观环境因素，60%取决于人体自身因素。长期以来，人们把有无疾病作为健康的标准。这个单一的健康观念仅关注疾病的治疗，而忽视了疾病的预防，是一种片面的健康观。

在我国，人口老龄化及较低的健康素养教育水平，构成了居民疾病转型的内在因素，慢性非传染性疾病已经成为危害人民健康的主要公共卫生问题，其发病率一直呈现明显上升趋势。据统计，在我国每年约1000万例各种因素导致的死亡中，以心血管疾病、糖尿病、慢性阻塞性肺病和癌症为主的慢性病所占比例已超过80%，已成为中国民众健康的"头号杀手"。慢性病不仅严重影响社会劳动力的发展，而且已经成为导致"看病贵"、"看病难"的主要原因，由慢性病引起的经济负担对我国社会经济的和谐发展形成越来越沉重的压力，考验着我国的医疗卫生体制改革。

从某种层面理解，作为一门生命科学，医学是一门让人遗憾的学科，大多数疾病按现有的医学水平是无法治愈的。作为医生该如何减少这样的困境和尴尬？怎样才能让广大普通老百姓摆脱疾病、阻断或延缓亚健康而真正享受健康的生活？众所周知，国家的繁荣昌盛，离不开高素质的国民，离不开科学精神的浸染；同样，医学科学的进步和疾病预防意识的提升，需要从提高民众的医学科普素质入手。当前，我国民众疾病预防意识平均高度在世界同等国家范围内处于一个较低水平，据卫生部2010年调查结果显示，我国居民健康素养水平仅为6.48%，其中居民慢性病预防素养最低，在20个集团国中排名居后。因此，我们作为卫生管理者、医务工作者，应该努力提高广大民众的医学科学素养，让老百姓懂得疾病的规律，熟悉自我管理疾病的知识，掌握改变生活方式的技巧，促进和提高自我管理疾病的能力，逐步增强疾病预防的意识，这或许是解决我国医疗卫生体系现在所面临困境的一种很好的方式。中华医学会科学普及分会主任委员郑静晨院士领衔主编的《人生必须知道的健康知识科普系列丛书》，正是本着这样的原则，集诸多临床专家之经验，耗时数载，几易其稿，最终编写而成的。

这套医学科普图书具有可读性、趣味性和实用性，有其鲜明的特点：一是文字通俗易懂、言简意赅，采取图文并茂、有问有答的形式，避免了生涩的专业术语和难解的"医言医语"；二是科学分类、脉络清晰，归纳了专家经验集锦、锦囊妙计和肺腑之言，回答了医学"是什么？""为什么？""干什么？"等问题；三是采取便于读者查阅的方式，使其能够及时学习和了解有关医学基本知识，做到开卷有益。

我相信，在不远的将来，随着社会经济的进步，全国人民将逐步达到一个"人人掌握医学科普知识，人人享受健康生活"的幸福的新阶段！

中央保健委员会副主任
卫 生 部 副 部 长
中 国 医 院 协 会 会 长

黄洁夫

二〇一二年七月十六日

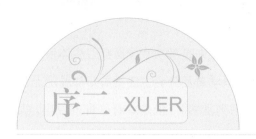
科普——点燃社会文明的火种

科学,是人类文明的助推器;科学家,是科学传播链中的"第一发球员"。在当今社会的各个领域内,有无数位卓越科学家和科普工作者,以他们的辛勤劳动和聪明智慧,点燃了社会文明的火种,有力地促进了社会的发展。在这里,就有一位奉献于医学科普事业的"第一发球员"——中华医学会科学普及分会主任委员郑静晨院士。

2002年6月29日,《中华人民共和国科学技术普及法》正式颁布,明确了科普立法的宗旨、内容、方针、原则和性质,这是我国科普工作的一个重要里程碑,标志着科普工作进入了一个新阶段。2006年2月6日,国务院印发了《全民科学素质行动计划纲要(2006—2010—2020年)》(以下简称《科学素质纲要》)。6年来,《科学素质纲要》领导小组各成员单位、各级政府始终坚持以科学发展观为统领,主动把科普工作纳入全民科学素质工作框架之内,大联合、大协作,认真谋划、积极推进,全民科学素质建设取得了扎扎实实的成效。尽管如此,我国公民科学素质总体水平仍然较低。2011年,中国科协公布的第八次中国公民科学素养调查结果显示,我国具备基本科学素养的公民比例为3.27%,相当于日本、加拿大和欧盟等主要发达国家和地区在20世纪80年代末、90年代初的水平。国家的繁荣昌盛,离不开高素质的国民,离不开科学精神的浸染。所以,科普从来不是纯粹的科学问题,而是事关社会发展的全局性问题。

英国一项研究称,世界都在进入"快生活",全球城市人走路速度比10年前平均加快了10%,而其中位居前列的几个国家都是发展迅速的亚洲国家。半个多世纪以前，世界对中国人的定义还是"漠视时间的民族"。而如今，在外国媒体眼中，"中国人现在成了世界上最急躁、最没有耐性的地球人"。

　　人的生命只有一次，健康的生命离不开科学健康意识的支撑。在西方发达国家，每年做一次体检的人达到了80%，而在我国，即使是在大城市，这一比例也只有30%~50%。我国著名的心血管专家洪昭光教授曾指出：目前的医生可分为三种。一种是就病论病，见病开药，头痛医头，脚痛医脚，只治病，不治人。第二种医生不但治病，而且治人，在诊病时，能关注患者心理问题，分析病因，解释病情，同时控制有关危险因素，使病情全面好转，减少复发。第三种医生不但治病和治人，而且能通过健康教育使人群健康水平提高，使健康人不变成亚健康人，亚健康人不变成病人，早期病人不变成晚期病人，使整个人群发病率、死亡率下降。

　　由郑静晨院士担任总主编的《人生必须知道的健康知识科普系列丛书》的正式出版，必将为医学科普园里增添一朵灿然盛开的夏荷，用芬芳的笑靥化解人间的疾苦折磨，用亭亭的气质点缀人们美好生活。但愿你、我、他一道了解医学科普现状，走近科普人群，展望科普未来，共同锻造我们的医药卫生科技"软实力"。

　　是为序。

中国科协书记处书记
中国科技馆馆长　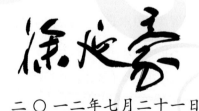

二〇一二年七月二十一日

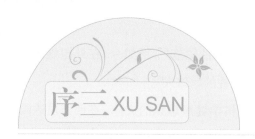

"普及健康教育，实施国民健康行动计划"。这是国家"十二五规划纲要"中对加强公共卫生服务体系建设提出的具体要求，深刻揭示了开展健康教育，普及健康知识，提高全民健康水平的极端重要性，是建设有中国特色社会主义伟大事业的目标之一，是改善民生、全面构建和谐社会的重要条件和保障，也是广大医务工作者的职责所系、使命所在。

人生历程，生死轮回，在飞逝而过的时光岁月里，在玄妙繁杂的尘世中，面对七情六欲、功名利禄、得失祸福以及贫富贵贱，如何安度人生，怎样滋养健康并获得长寿？是人类一直都在苦苦追问和探寻的命题。为了解开这一旷世命题，千百年来，无数名医大师乃至奇人异士都对健康作了仁者见仁、智者见智的注解。

为此，我们有必要先弄明白什么是健康？其实，在《辞海》《简明大不列颠百科全书》以及《世界卫生组织宪章》等词典文献中，对"健康"一词都作过明确的解释和定义，在这里没有必要再赘述。而就中文语义而言，"健康"原本是一个合成的双音节词，这两个字有不同的起源，含义也有较大的差别。具体地讲，"健"主要指形体健硕、强壮，因此，有健身强体的日常用语。《易经》中"天行健，君子以自强不息"说的就是这个意思；而"康"主要指心态坦荡、宁静，像大地一样宽厚、安稳，因此，有康宁、康泰、安康的惯常说法。孔圣人所讲的"仁者寿、寿者康"阐述的就是这个道理。据此，我的理解是"健"与"康"体现了中国文化的二元共契与两极互动，活脱就像一幅阴阳互补、和谐自洽的太极图：健是张扬，是亢奋，是阳刚威猛，强调有为进取；康是温宁，是收敛，是从容绵柔，强调无为而治。正如《黄帝内经》的《灵枢·本神》篇里所讲的："智者之养生也，必顺四时而适寒暑，和喜怒而安居处，节阴阳而调刚柔，如是，则避邪不至，长生久视"那样，才能使自己始终处于一个刚柔相济、阴阳互补的平衡状态，从而达到养生、健康、长寿的目的。而至于那种认为"不得病就意味着健康"的认识，是很不全面的。因为事实上，人生在世，吃五谷杂粮，没有不得病的。即使没有明显的疾病，每个人对健康与否的感觉也具有很大的主观性和差异性。换句话说，觉得身体健康，不等于身体没病。《健康手册》的作者约翰·特拉维斯就曾经说过："健康的人并不必须是强壮的、勇敢的、成功的、年轻的，甚至也不是不得病的。"所以，我认为，健康是相对的、动态的，是身体、心灵与精神健全的完美嫁接和综合体现，是生命存在的最佳状态。

如果说长寿是人们对于明天的希冀，那么健康就是人们今天需要把握的精彩。从古到今，人们打破了时间和疆界的藩篱，前赴后继，孜孜以求，在奔向健康的路上，王侯将相与布衣白丁，医生、护士与患者无不如此。从"万寿无疆"到"永远健康"，这里除了承载着一般人最原始最质朴的祈求和祝愿外，也包含了广大民众对养生长寿之道的渴求。特别是随着社会的进步、经济的发展、人们生活水平和文明程度的提高，健康已成为当下大家最为关注的热点、难点和焦点问题，一场全民健康热、养生热迅速掀起。许多人想方设法寻访和学习养生之道，有的甚至道听途说，误入歧途。对此，我认为当务之急就是要帮助大家确立科学全面的养生观。其实，古代学者早就提出了"养生贵在养性，而养性贵在养德"的理论。孔子在《中庸》中提出"修生以道，修道以仁"，"大德必得其寿"，讲的就是有高尚道德修养的人，才能获得高寿。而唐代著名禅师石头希迁（又被称为"石头和尚"）无际大师，91岁时无疾而终。他曾为世人开列的"十味养生奇方"中的精要就在于养德。他称养德"不劳主顾，不费药金，不劳煎煮"，却可祛病健身，延年益寿。德高者对人、对事胸襟开阔，无私坦荡，光明磊落，故而无忧无愁，无患无求。身心处于淡泊宁静的良好状态之中，必然有利于健康长寿。而现代医学也认为，积德行善，乐于助人的人，有益于提高自身免疫力和心理调节力，有利于祛病健身。由此，一个人要想达到健康长寿的目的，必须进行科学全面的养生保健，并且要清醒地认识到：道德和涵养是养生保健的根本，良好的精神状态是养生保健的关键，思想观念对养生保健起主导作用，科学的饮食及节欲是养生保健的保证，正确的运动锻炼是养生保健的源泉。

"上工不治已病治未病"，意思是说最好的医生应该预防疾病的发生，做到防患于未然。这是《黄帝内经》中最先提出来的防病养生之说，是迄今为止我国医疗卫生界所遵守的"预防为主"战略的最早雏形。其中也包含了宣传推广医学科普知识，倡导科学养生这一中国传统健康文化的核心理念。然而，实事求是地讲，近些年来，在"全民养生"的大潮中，相对滞后的医学科普宣传，却没能很好地满足这一需求。以至于出现了一个世人见怪不怪的现象：内行不说，外行乱说；不学医的人写医，不懂医的人论医。一方面，老百姓十分渴望了解医学防病、养生保健知识；另一方面，擅长讲医学常识、愿意写科普文章的专家又太少。加之，中国传统医学又一直信奉"大医隐于民，良药藏于乡"的陈规，坚守"好酒不怕巷子深"的陋识，由此，就为那些所谓的"神医大师"们粉墨登场提供了舞台和机会。可以这么说，凡是"神医大师"蜂拥而起、兴风作浪的时候，一定是医疗资源分配不均、医学知识普及不够、医疗专家作为不多的时候。从2000年到2010年，尽管"邪门歪道"层出不穷，但他们骗人的手法却如出一辙：出书立传、上节目开讲坛、乃至卖假药卖伪劣保健品，并冠以"国家领导人保健医生"、"中医世家"、"中医教授"等虚构的身份、虚构的学历掩人耳目，自欺欺人。这些乱象的出现，我认为，既有医疗体制上的多种原因，也有传统文化上的深刻根源，既是国人健康素养缺失的表现，更是广大医务工作者没有主动作为的失职。因此，我愿与同行们在痛定思痛之后，勇敢地站出来，承担起维护医学健康的社会责任。

无论是治病还是养生，最怕的是走弯路、走错路，要知道，无知比疾病本身更可怕。世界卫生组织前总干事中岛宏博士就曾指出："许多人不是死于疾病，而是死于无知。"综观当今医学健康的图书市场，养生保健类书籍持续热销，甚至脱销。据统计，在2009年畅销书的排行榜上，前20名中一半以上与养生保健有关。到目前为止，全国已有400多家出版社出版了健康类图书达数千种之多。而这其中，良莠不齐，鱼目混珠。鉴于此，出于医务工作者的良知和责任，我们以寝食难安的心情、扬清激浊的勇气和正本清源的担当，审慎地邀请了既有丰富临床经验又热衷于科普写作的医疗专家和学者，共同编写了这套实用科普书籍，跳出许多同类书籍中重知识宣导、轻智慧启迪，重学术堆砌、轻常识普及，重谈医论病、轻思想烛照的束缚，从有助于人们建立健康、疾病、医学、生命认识的大视野、大关怀、大彻悟的目的出发，以常见病、多发病、意外伤害、诊疗手段、医学趣谈等角度入手，系统地介绍了一系列丰富而权威的知病治病、自救互救、保健养生、康复理疗的知识和方法，力求使广大读者一看就懂、一学就会，从而相信医学，共享健康。

最后，我想坦诚地说，单有健康的知识，并不能确保你一生的健康。你的健康说到底，还是应该由自己负责，没有任何人能替代。你获得的知识、学到的技巧、养成的习惯、作出的选择以及日复一日习以为常的生活方式，都会影响并塑造你的健康和未来。因此，我们必须从现在开始，并持之以恒地付诸实践、付诸行动。

　　以上就是我们编写此书的初衷和目的。但愿能帮助大家过上一种健康、幸福、和谐、美满的生活，使我们的生命更长久！

中　国　工　程　院　院　士
中华医学会科普分会主任委员
中国武警总部后勤部副部长
武　警　总　医　院　院　长

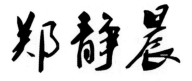

二〇一二年七月于北京

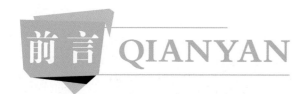
前言 QIANYAN

　　黑格尔说：美的形象是丰富多彩的，而美也是到处出现的。人类本性中就有普遍的爱美的要求。

　　自鸿蒙初开，人类对美的追求就从未停止过，经历千万年，从原始的兽衣蔽体到古代的胭脂水粉、霓裳羽衣再到如今的重塑自我。虽形式不同，但爱好美、成就美确是人类较高的追求。进入现代社会，随着科技和医学的发展，成就美的手段丰富且更有效，甚至武侠小说中神乎其神的"易容术"也在今天变为现实。

　　整形美容外科医生的妙手一次次化腐朽为神奇，成为给人们带来美的天使。生为现代人当感到幸运和振奋！然而，现在这一领域，技术频现，广告丛生，令人眼花缭乱；美容机构鱼龙混杂、水平良莠不齐，使更多的爱美之人一时无所适从。为使广大患者了解整形美容的知识及原理，张华主任携武警总医院医学美容整形中心同仁编纂的这本《医学美容——后天美丽也精彩》实为当下进行医学科普的极好范例，其篇幅小巧却内蕴丰富，简约而不简单，涵盖了当下美容整形的热点领域；以医学的深度、文学的笔触，图文并茂、深入浅出地阐述道理，为迷途中的爱美人士拨云见日。本书以大量的临床实践为基础，又融入了张华主任及其同仁多年来的经验总结，言之凿凿，可以作为普通人群的参考读物，可以此书窥医学整形美容之一斑。本书对求美者来说，更是一本难得的实用指导书。

　　笔者与张华主任相识数十载，深知其严谨求实之治学态度，其妙手仁心已成就了数千人的美丽梦想，现将其既往经验心得以飨读者、患者或求美者，可谓功德无量。

第四军医大学西京医院
整形外科研究所一级教授

二〇一二年六月

C 目录
CONTENTS

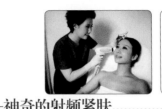 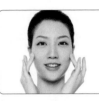

激光美容篇

注射美容篇

整形美容篇

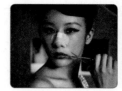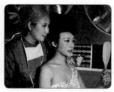

整形美容护理篇

美容养颜篇

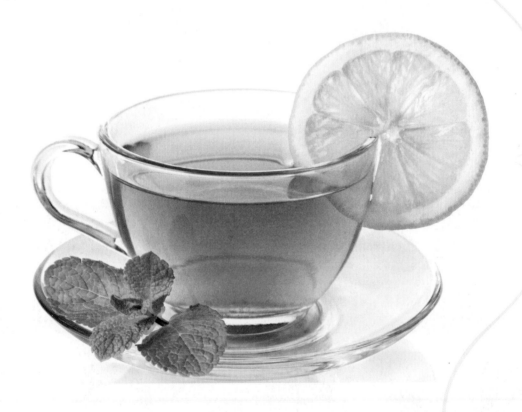

JIGUANG
MEIRONG PIAN

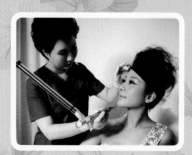
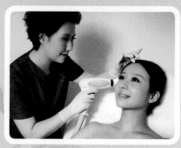
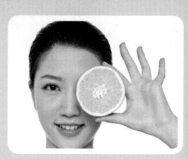

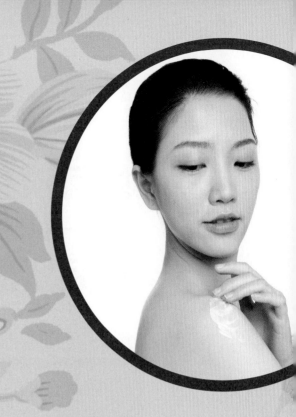

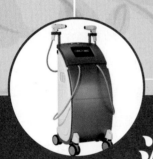

激光美容篇

如何淡化岁月的沟壑——神奇的射频紧肤

> 人不能阻止衰老，但可以延缓衰老！面部皱纹是我们每个人衰老过程中都绕不开的一个话题。

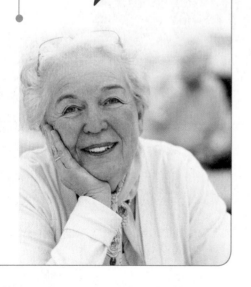

射频是什么

射频是一种高频交变电磁波，分单双极和多极治疗头。单极作用较深，双极和多极作用较浅。射频治疗中高频振荡的电磁波带动真皮中的水分子高速旋转相互摩擦产生热能，从而产生真皮加热的作用。可极大地刺激真皮中的胶原增生，胶原层重组，使真皮弹性和厚度增加，从而产生紧致皮肤、淡化皱纹的效果。射频紧肤是渐进式的，下垂的肉会慢慢地往上提拉，尤其鼻唇沟、双下巴、颈部皱纹的改善比较适合。虽然效果较慢，但因为不用动刀，而且相对安全性较高，又可以重复多次治疗，恢复期短，不影响上班，甚至做完治疗后就可以

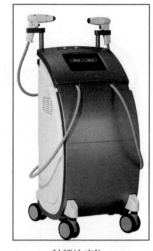

化妆，这些优点使射频紧肤成为时下白领们最青睐的紧肤方式。

如果你因为家庭和事业的操劳而突然有一天面对镜子中的自己，发现面部已经没有了年轻时的光泽，各种细小的皱纹已经开始在原本光滑的肌肤上攀爬，原本紧致如苹果的肌肤开始松弛，选择射频来回报自己受损老化的肌肤最合适不过了！

激光美容篇

射频治疗仪

哪些人不适合做射频紧肤

虽然射频治疗的安全性很高，但为了达到满意的效果和避免不良反应的发生，还是建议大家到正规的医院找有实力的医师来治疗较为妥当。因射频是一种电磁波，所以治疗时身上是不能戴任何金属饰品的，如体内有植入心脏起搏器、骨科金属植入物、包括金属宫内节育器等是不能接受射频治疗的。还有几种情况包括：治疗部位有感染的；近期面部曾接受过手术治疗者；孕妇；糖尿病患者；凝血功能异常或有血栓等问题的人也是不能接受射频治疗的。

神奇的紧肤旅程

治疗开始前先清洁面部，然后拍照留作治疗档案，方便以后对比疗效。接着真正的紧肤旅程就开始了，治疗医师会先在面部涂上一层精油使治疗头和皮肤紧密接触，治疗头带有冷却功能，可有效保护表皮免受高温损伤。治疗医师会对不同的部位选择不同的治疗头，根据个人的情况选择不同的能量参数，治疗中以微烫而滑动中又能长时间承受为佳。通常治疗时间随治疗部位多少而不同，一般需要20分钟到两个小时不等。治疗完成后局部会微红发胀，一般当天很快就会退去，术后用冰块间断冷敷半小时会加速消退。射频虽然可以收紧皮肤，但也不是一劳永逸，日常的保湿和防晒必不可少。

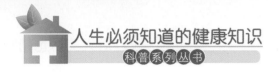

如何驱散
黄褐斑的乌云

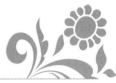

什么是黄褐斑

　　黄褐斑又称肝斑,是发生于面部的一种常见色素沉着性皮肤病,男女均可发病,但多见于中年女性。皮损为淡褐色、咖啡色或深黑色斑片,大小不等,形状不规则。表面光滑无鳞屑及炎症,也无自觉症状。常两颊对称出现,呈蝶形,也可见于颧、额、眉及口周,个别患者波及全面部。有的患者乳晕、外生殖器、腋窝及腹股沟皮肤色素也增加。

怎样祛除
黄褐斑呢?

黄褐斑的病因和发病机制

（1）生理性反应：妊娠妇女在怀孕3~5个月时发病，分娩后逐渐消失，再孕后仍可发病，可能与体内孕激素和雌激素不平衡有关。

（2）症状性反应：可见于痛经、月经不调、慢性盆腔炎、肝硬化、慢性肾上腺皮质功能不全、慢性乙醇中毒、结核病、老年慢性支气管炎、支气管扩张、肿瘤等患者。

（3）药物因素：口服避孕药引起最多，一般口服1~20个月后发生，约占20%。已证明是由于雌激素和孕激素的联合作用所致。

（4）化妆品因素：随着化妆品的广泛应用，化妆品引起的色素沉着日渐增多，化妆品皮炎消退后常遗留色素沉着。

（5）营养因素：有些人由于缺乏维生素A、维生素C、维生素E、烟酸、锌或某些氨基酸，也可使本病发生或发展，给予补充后可获得明显好转。

（6）其他因素：如热刺激。外用药，精神抑郁，经常熬夜，过度疲劳等也可为促发因素。

黄褐斑的治疗

（1）全身治疗：维生素C口服，每日1~3g，或2g静注。维生素C能将颜色较深的氧化型色素还原成色浅的还原型色素，并将多巴醌还原成多巴，从而抑制黑色

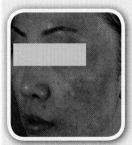

术前

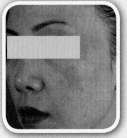

术后

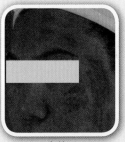

术前

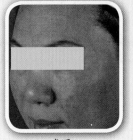

术后

激光美容篇

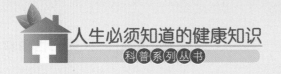
素的形成。

外用去色素或脱色素制剂是治疗表皮中黑色素增加最有效的方法。但只能控制，不能对黄褐斑进行根除。

按照中医的基本理论，黄褐斑较常见的可分为三型，即肝气郁结型、肝脾不和型、肾水不足型。按照中医理论对黄褐斑除用中药内服进行治疗外，还可采取针灸、刮痧、食疗、敷脐等方法进行治疗。

（2）激光治疗：用Q开关脉冲宝石激光治疗后再用脉冲激光破坏黑色素细胞，减少表皮黑色素，从而治疗真皮型黄褐斑取得了较好的效果。激光祛除黄褐斑原理是利用高强度的光束，以特定的波长被皮肤中色素或组织所吸收，激光在纳米级的时间里将沉积于皮肤的色素物质击碎使其分解，并促进基底部皮肤的循环，降低治疗对周围皮肤的热损伤作用。当色素颗粒渐渐被身体吸收，颜色也随之变淡，经过几次治疗最后彻底消失。激光祛除黄褐斑效果安全、痛苦少、不留疤痕并有嫩肤作用。

（3）强脉冲光治疗：强脉冲光是利用宽光谱直接作用于肌肤表层，祛除面部黄褐斑，刺激皮肤胶原蛋白增生。经过彩光嫩肤治疗后，面部黄褐斑很快消退。治疗过程轻松舒适，在祛除斑痕的同时，做了一次彻底的皮肤护理。彩光祛斑嫩肤作为一种先进的高科技美容项目，采用一种特定的宽光谱彩光，直接照射于皮肤表面，它可以穿透至皮肤深层，选择性作用于皮下色素或血管，分解色斑，闭合异常的红血丝，解除您肌肤上的各种瑕疵，同时光子还能刺激皮下胶原蛋白增生，让您的肌肤变得清爽、年轻、健康有光泽。强脉冲光治疗是目前祛除黄褐斑的新方法。

如何预防黄褐斑

要想从根本上祛除黄褐斑，必须从调整内分泌入手。

导致内分泌失调的原因有很多种，比如情怀不畅、肝气不得正常疏泄、气滞血瘀等，加上每月例假造成气血流失，也容易引起内分泌失调。失眠、饮食不规律、劳累等

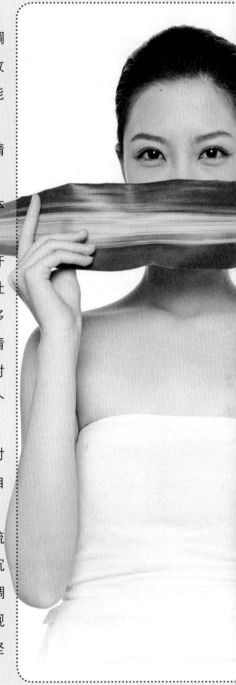

生活中的很多因素也都会引起内分泌失调。

　　针对这些原因，最有效的途径是通过服用一些调整内分泌的纯中药保健品来调理，通过化瘀通络、改善循环，从而调整内分泌，消除体内淤积，使人体机能恢复到良好的生理状态。

　　当然，还要养成好的生活习惯，保持良好的情绪；科学饮食，多吃水果，饮食以新鲜蔬菜及高蛋白、低脂肪的食物为主。另外应注意多喝开水，以补充体内水分。

　　女性朋友从18岁以后一直到更年期，要经历许多关键的人生转折，从脱离父母的庇护到独自面对社会—工作—恋爱—结婚—为人妻—为人母，要经历多次生理和心理上的角色变化。此外，还要面对数不清的日常琐事和生活挫折，特别是情感方面的挫折，对女性的伤害最深，所以作为成年女性，要想保持一个平常的快乐之心谈何容易。

　　正因为如此，焦虑、烦躁、失眠、心神不宁不时地光顾女性生活，忽然有一天就发现原本年轻的自己，黄褐斑、鱼尾纹已悄然出现，爬上了眼角眉梢。心理压力和不良情绪缺少必要的排解和有效的疏导，是导致内分泌失调和紊乱，引起黄褐斑、色素沉着的根源。要想常葆青春，需要学会心理上的自我调节。正面积极地看待问题，放松心情，保持开朗乐观的心态。在生活上，要均衡饮食，多吃蔬菜水果，坚持适当的户外运动等。

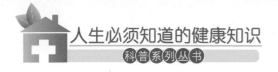

 如何摆脱
雀斑的烦恼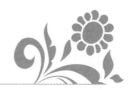

什么是雀斑

　　雀斑是一种发生在面部的皮肤损害，呈斑点状或芝麻状、褐色或浅褐色的小斑点。最好发的部位是双颊部和鼻梁部，也可泛发至整个面部甚至颈部。我们东方人以白为美，因此雀斑是影响面部美观的最为常见的原因之一。雀斑大多数是后天出现的，也有部分患者是先天发生的。但是不论先天或后天，均与遗传因素有密切的关系。雀斑的病损部位位于表皮，一旦面部长出雀斑，通常很难自行消退。以往常规的治疗方法是难以将之彻底去除的，如果治疗太浅，则无法去掉病损，如想达到理想的治疗深度，则一定会留瘢痕。中西药物口服、外用通常无效，一般仅仅起到安慰性治疗作用。一些人误认为雀斑是内分泌失调引起的，所以采用内服药物来治疗，其实雀斑与内分泌没有什么关系，调节内分泌不会起到什么治疗作用。药物点涂（药物腐蚀）、化学剥脱、液氮冷冻、高频电以及二氧化碳激光等治疗危险性较大，非常容易留下疤痕，而且疗效也不理想，因此以上的这些治疗方法请您不要选择。最为先进的高科技Q开关脉冲宝石激光治疗，使雀斑治疗成为可能。这种治疗方法疗效高、治疗安全性高，没有明显副作用。当然有着与激光同样原理的光子嫩肤也是非常理想的治疗方法，它的最大优点是不但能治疗雀斑，而且能使皮肤光洁美白，治疗后一般不会影响上班，对日常生活也没有影响。

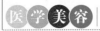

Q开关激光是如何治疗雀斑的

Q开关激光仪器

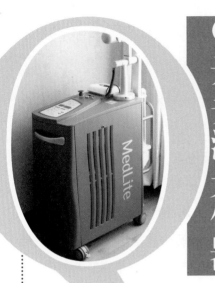

　　由于雀斑病损位于表皮内，常规的治疗方法只能首先将表皮去掉，然后才能消除藏在皮内的雀斑。这就意味着，想要去掉雀斑，不可避免地要伤及正常的表皮，所以治疗后极易留下瘢痕。高科技Q开关脉冲宝石激光，由电脑控制进行治疗，所发射的激光能极为顺利地穿透病损上的皮肤，进入病损部位，并对病损部位的色素进行治疗。治疗时雀斑的色素在强大的激光照射下完全碎裂和崩解，而后一部分通过皮肤表面排出，大部分由吞噬细胞吞噬后排出体外，从而得到治愈。由于这种激光是透过皮肤来治疗的，所以治疗后是不会留下瘢痕的。由于治疗后崩解的色素颗粒会自行消散，但需要一定的时间（通常为1~2周），所以要耐心地等待几天，静候色素的消退。

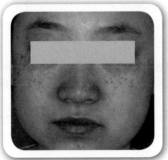

术前

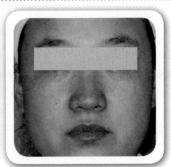

术后

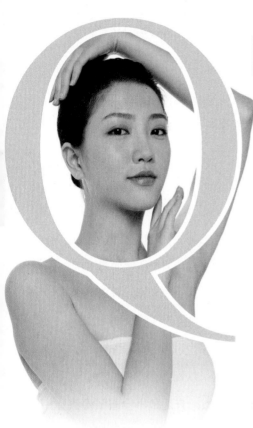

Q开关激光治疗雀斑有副作用吗

大多数传统的治疗方法（如冷冻、药物点涂、"焕肤"、普通激光等）的确有不少的副作用，如疤痕和色素反应等，有时这些反应还相当严重。正因为如此，医学界一直没有停止寻找疗效更加显著的治疗方法的努力。高科技Q开关脉冲宝石激光的发明和诞生就是这一不懈努力的结果，它使雀斑的治疗进入了一个崭新的时代。这种激光治疗选择性非常强，也就是说这种激光只针对雀斑进行治疗，对正常的皮肤没有或仅有非常小的损伤，所以治疗后一般不会留下疤痕，当然一般也不会有什么副作用。但是要知道，治疗效果是否理想取决于三个方面：治疗医师、所使用的设备和患者本身对激光治疗的反应。也就是说，即使同一个医师使用同一种设备治疗不同的患者，所获得的疗效有时并不一定一样。绝大多数患者会获得非常满意的疗效，少数患者可能会出现治疗后的色素斑（医学上称为炎症后色素沉着斑），但不要紧，通常会自行消退（如配合医师使用祛斑霜会消退得更快一些）。肤色比较深的个别患者由于自身肤质的特殊性，治疗后色素反应较重，可能不适合治疗（当然也不适合接受其他的治疗方法）。

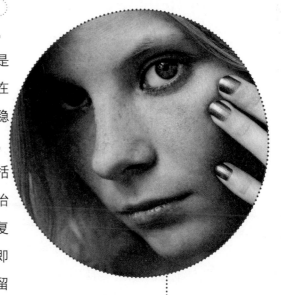

强脉冲光是如何治疗雀斑的

光子嫩肤，实际上就是脉冲强光治疗，这种治疗非常类似Q开关脉冲宝石激光的治疗机制。强光照射皮肤后，色素颗粒和细胞在强大的光能作用下破碎，被吞噬细胞吞噬，排出体外而消失。它的作用虽然比激光逊色一些，一般需要4~5次的治疗，但由于它对皮肤尚有非常多的美容效果，因而其综合作用是非常满意的。

光子嫩肤治疗雀斑有副作用吗

一般情况下，如果治疗医师有足够的经验，光子嫩肤是非常安全的，不会有什么副作用出现，极少数患者治疗后有可能出现非常轻微的色素沉着，但这种反应一般非常轻，不影响日常生活，而且能自行消退。

雀斑治好后会复发吗

雀斑是一个与遗传有密切关系的疾病，因此治疗后从理论上来讲，复发的可能性是会有的。事实上目前所有的治疗方法都存在复发的问题，但是，对于大多数疗效已很稳定的患者来说，复发的机会并不很大。另外，利用高科技Q开关脉冲宝石激光治疗（包括光子治疗），其能量高，治疗的选择性好，治疗非常彻底。因此，与其他治疗方法相比，复发率非常低，复发时的雀斑也不十分明显，即使复发也可以重新治疗，反复治疗也不会留下疤痕。

红蓝光的战痘记

什么是痤疮

寻常痤疮（以下简称痤疮），是一种发生于毛囊皮脂腺的慢性炎症性皮肤疾病。由于认识疾病有一个过程，所以在认识这个疾病的过程中，民间赋予了这个疾病很多种不同的病名。最常见的别名有：粉刺、酒刺、青春痘等。中医则称痤疮为"肺风酒刺"，在港台地区也有将痤疮称为"暗疮"的。

痤疮的发病机制

（1）内分泌因素：主要是雄性激素。

（2）生物性因素：毛囊内存在的痤疮丙酸杆菌是一种厌氧菌，在相对缺氧环境内产生溶脂酶，溶质酶可以分解皮脂中的甘油三酯，称为游离脂肪酸，能侵蚀和破坏毛囊壁使毛囊内含物进入真皮，引起毛囊皮脂腺周围炎。

（3）其他因素：常食用高脂肪、高糖类食品、消化不良及便秘、精神紧张等。

红蓝光如何祛痘

我们知道痤疮丙酸杆菌是痤疮发病的罪魁祸首，在痤疮的发病与发展过程中起着推波助澜的作用，因此经典的治疗都采用抗生素杀灭这种能引起并加重痤疮的细菌。但是这种菌对各种抗生素容易建立起耐药性，使治疗无效。专业红蓝光痤疮治疗系统能发射出410nm左右的蓝光和红光，您只需要静静地躺在床上15~20分钟，接受这种治疗即可。治疗中无任何副作用，无任何不适感觉。在治疗过程中，还可以听听音乐放松精神。事实上，治疗是如此舒适，以至于有一部分人在治疗过程中进入了睡眠状态。更重要的是很多轻度痤疮患者仅需要这种光子治疗即可，无需另外使用其他药物，因此解除了很多人长时期吃药的恐惧，也解决了部分人外用药物引起皮肤刺激的苦恼。当然治疗一次是不足以控制并治愈痤疮的，标准的治疗是每周治疗2次，连续8~10次治疗为一个疗程。当然这也是这种治疗的唯一缺点：很多人没有太多的时间进行这种安全的治疗。如果病情较重还是需要联合其他治疗方法的，因为联合治疗能尽快将病情控制住，避免日后瘢痕的形成。红光是肉眼可见光中波长最长的，穿透力也最强，它可以穿透真皮下8~10mm深，因此被应用得最广。在临床上，红蓝光治疗痤疮的效果非常理想，一般红光可以让皮肤消炎、修复；蓝光可以抑制皮脂腺分泌、减少粉刺和炎性皮损数量、促进组织修复。做过红蓝光治疗的人形容，感觉像是把脸埋在红灯管与蓝灯管中，就好像在做SPA美容，感觉蛮暖和的。

红蓝光治疗痤疮的过程中，强光脉冲会产生一种热量，这种热量能让毛孔扩张从而增加了毛囊内氧气的浓度，氧气浓度增加对于皮肤的新陈代谢来说十分的有好处。皮肤的新陈代谢旺盛有利于把老化皮肤代谢出去，新的肌肤表皮生成，从而快速有效地治疗痤疮和愈合痤疮色素沉着疤痕。所以，使用红蓝光治疗痤疮是个不错的选择。虽然红蓝光治疗痤疮的效果非常理想，但是要注意的是：通过一次的治疗并不能将痤疮根除，因而为了避免痤疮再犯，人们需要进行多次的红蓝光治疗，才能达到理想的治疗效果，而具体的治疗次数和自身的体质有很大的关系。

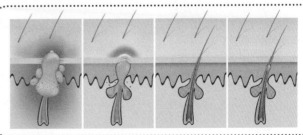

告别传统脱毛痛苦 ——神奇的 冰点脱毛

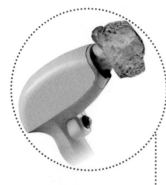

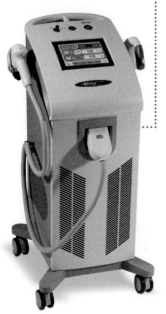

脱毛的分类

（1）暂时性脱毛：去除皮肤表面汗毛，例如利用脱毛剂或脱毛蜡等将毛发暂时脱去，这种暂时性的脱毛方法可以使皮肤在短时间内感觉光洁，但随着时间的推移，新的汗毛会迅速长出来。那么再刮掉或剃掉，这样反复几次，会使汗毛变得又黑、又粗、又硬，更甚于原来。但其优点是不疼，对皮肤无损、无刺激。

（2）永久性脱毛：分传统脱毛和冰点无痛脱毛等方法。

第一代的传统激光及光子脱毛设备—会对毛囊有一定影响，即用很高的能量将毛囊及毛根部位的温度瞬间加热到60～70摄氏度，达到破坏毛囊的作用。这种激光设备的特点是脱毛过程容易造成烫伤、水泡、患者疼痛感强。

第二代激光脱毛设备—传统半导体脱毛、激光810nm，虽然因为基底细胞层黑色素对其吸收差，烫伤的风险降低，但仍然有灼热和疼痛感。

脱毛原理

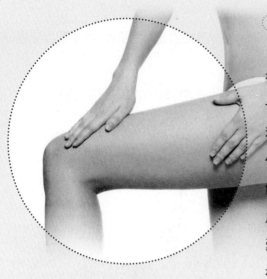

人体的皮肤是一个相对透光的结构，在强大的激光面前，皮肤简直就是一张透明的玻璃纸，因而激光能非常顺利地透过皮肤深达毛囊（毛发生长的部位）。由于毛囊中具有很多黑色素，所以能优先吸收大量的激光能量并最终转换成热能，使毛囊温度升高，达到破坏毛囊功能的目的。在这个过程中由于皮肤相对不吸收激光能量，或者吸收很少量的激光能量，所以皮肤本身是不会有任何损伤的，另外激光的治疗头上装设有保护皮肤的冷却装置，所以脱毛治疗的同时皮肤不会发生损伤，因此也不会发生色素异常或疤痕等反应。

冰点无痛脱毛的特点和优势

冰点无痛脱毛激光(Soprano)是著名激光设备生产商Alma Lasers飞顿激光公司研发的第三代激光脱毛设备。冰点无痛激光集合了激光脱毛和光子脱毛的所有优点，规避了临床上的缺陷，脱毛快速、疗效显著、几乎无痛、无须休假，使毛发脱除的过程变得既轻松又快速。其特有的滑动技术和白宝石探头冷却技术确保了患者的舒适度。使皮肤表皮温度保持在4℃是冰点脱毛激光革命性的突破，患者再也不用为了要美丽却要忍受烧灼般的疼痛、漫长的煎熬和烫伤的风险了。

冰点脱毛与传统激光脱毛在机理上最大的不同是：传统激光脱毛要瞬时高能量烧毁毛囊，而冰点脱毛温和地使毛囊自动失去活性。因此既能达到永久脱毛目的，又不过度刺激皮肤避免产生疼痛或风险。

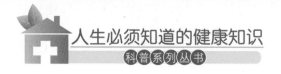
冰点脱毛具有三大优势。

（1）真正无痛：不用瞬间高能量燃烧毛发，只有温热感觉，没有疼痛，配以全程白宝石冷却，脱毛就如雪花飘至般清透凉爽。

（2）真正快速：采用飞顿专利In-motion滑行技术，告别传统打点式操作，高达10Hz的重复频率，将脱毛速度提升5倍。

（3）真正安全：采用10J的低能量密度全程冷却系统，将副作用出现概率几乎下降为零。

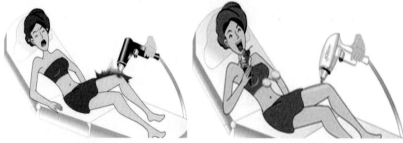

传统脱毛手术　　　　　　　　　　　冰点脱毛手术

脱毛禁忌证

（1）瘢痕体质。

（2）治疗区域由感染病灶或有单纯疱疹病史。

（3）6周内使用过其他的方式（如蜡脱、电解法等）脱毛的患者。

（4）3个月内使用过光敏剂者。

（5）在6个月内有使用"13-顺维A酸"者。

（6）孕妇。

（7）精神异常者。

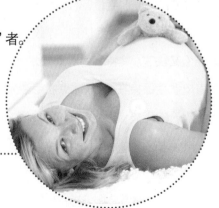

传统脱毛后的后遗症

传统方法脱毛后有可能出现如下图的后遗症。

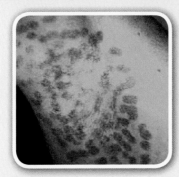 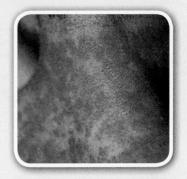

冰点脱毛对比图

冰点无痛脱毛是目前为止运用最为广泛的一种脱毛方法,脱毛效果非常明显,第一次脱毛能够脱掉大部分毛发,持续3~4次就可以达到永久脱毛的效果。

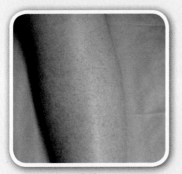 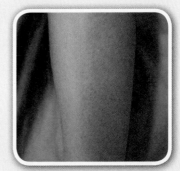

术前　　　　　　　　　　　术后

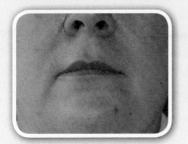 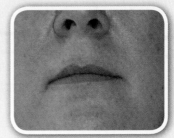

术前　　　　　　　　　　　术后

月光真空永久脱毛
让夏天不再尴尬

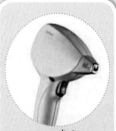

9×9mm光斑
用于上唇，下巴等小
面积部位脱毛的蓝宝
石晶体导光头

LightSheer ET 手具

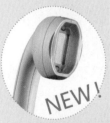

NEW！

22×35mm光斑
用于四肢，背部等
大面积部位脱毛的完
美真空技术

LightSheer HS 手具

月光真空两种不同大小手具
针对不同部位脱毛

唇毛、腋毛、腿毛、臂毛……到了夏天，厚重的体毛就成了美女们的烦恼。于是，脱毛成了夏季的必修课。夏天来临，清凉装上阵，美女们最不愿一抬手就露出黑黑的腋毛吧，只有让每一寸的肌肤都光洁无瑕，夏日的美丽才会不留尴尬。来武警总医院激光美容中心体验月光真空永久脱毛，解决体毛带来的尴尬，清爽一整夏！

激光美容中心月光脱毛让你的夏天不再尴尬。

脱掉"毛"躁烦恼，
远离尴尬

月光真空永久脱毛系统，旨在为广大爱美人士提供"一站解决全身各个部位毛发及皮肤问题"的服务，一个平台两大系统，不同的激光头可用于不同部位的脱毛，对脱毛部位无损伤，不留瘢痕，无任何副作用，不影响正常工作及生活，即脱即工作。月光真空永久脱毛让这个夏季，再也不尴尬！

什么是月光真空永久脱毛系统

　　月光真空脱毛是美国食品药品管理局（FDA）第一个批准用于所有皮肤类型脱毛和永久毛发减少的激光设备，是由美国科医人公司生产的，目前世界上最先进且效果最好的永久脱毛治疗仪。

　　真空脱毛设备是通过真空负压将皮肤轻吸进治疗头，皮肤经过拉伸变薄会使毛发更易接触激光，使热量蓄积，破坏毛囊，从而使毛发失去再生能力。经过这样的步骤，粗重的汗毛瞬间就不见了，而且没有痛苦，效果永久。

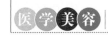

月光真空永久脱毛治疗效果

　　月光真空永久脱毛术15分钟能完成背部或腿部脱毛；适合任何部位的脱毛；一个疗程仅需3~5次即可实现永久脱毛。

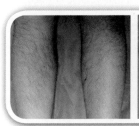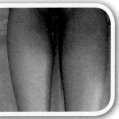

月光脱毛治疗前后对比

月光真空永久脱毛优势

　　六大优势，让您脱毛路上无烦忧。

　　（1）安全：Lightsheer激光脱毛设备被公认为是激光脱毛的金标准。Lightsheer 蓝宝石冷却系统可以在激光发射前、中、后，保护表皮，减轻疼痛，治疗效果好，副作用为零。同时，由于其独特的压迫式治疗，可压扁携带氧合血红蛋白的血管，将大量氧合血红蛋白移走，减少血红蛋白与黑色素的竞争吸收，使激光更易到达毛囊深部，把更多能量作用于毛囊中的黑色素。即使是深肤色的人群也可无忧脱毛，Light-sheer长脉宽和持续性接触式蓝宝石晶体冷却能将皮肤损伤降至最

低，并允许安全使用更高能量5。

（2）无痛：真空技术的融入达到了真正意义上的无痛脱毛，据测试：LightSheer Duet 真空脱毛疼痛指数仅为0~1，疼痛感非常轻微，几乎没什么痛觉。

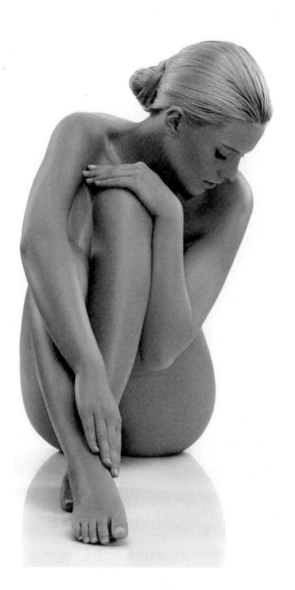

（3）尊享：享受全球顶级私属服务，治疗TIP头可随时进行更换，顾客可自行保管，后续治疗再继续使用。

（4）快速：新型LightSheer Duet HS快速手具脱毛，将原9mm×9mm光斑面积增至22mm×35mm，数倍扩大，无形中提高了治疗速度。以背部脱毛为例：整个治疗仅需15分钟，治疗时间缩短为原来的75%。

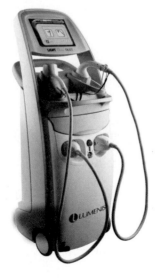

（5）永久：适用于所有类型的皮肤永久脱毛，LightSheer 月光真空脱毛是FDA第一个批准用于所有皮肤类型脱毛和永久毛发减少的激光设备。

（6）无痕：对脱毛部位无损伤，不留瘢痕，适合任何部位脱毛。

月光真空永久脱毛还能满足有个性化需求和皮毛条件特殊的客户，特别设置个人定制化服务。根据项目体验者的皮肤和毛发条件，单独设计一套个性化的脱毛美肤专属方案，严格按照方案实施治疗，并随时对方案进行必要的修改。个人专属方案因完全符合体验者的皮毛特征，可使体验者在获得独特的治疗感受的同时，保证脱毛、美肤的治疗达到最佳效果。

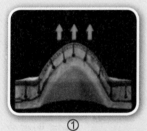

① 真空技术，将皮肤轻吸进治疗头，皮肤感觉到的是真空吸力，非激光发射

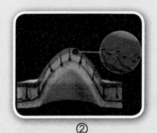

② 皮肤拉伸变薄，使毛发更多接触激光，降低皮肤黑素细胞密度，减少皮肤表皮对能量的吸收

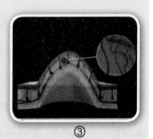

③ 真空压力暂时压迫皮肤组织和周围血管

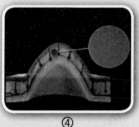

④ 血流被暂时压走，降低氧合血红蛋白对能量的吸收

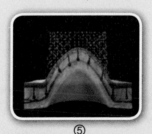

⑤ 降低竞争色基对能量的吸收，使能量更集中于目标靶组织

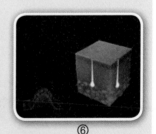

⑥ 热量蓄积，破坏毛囊，使毛发失去再生能力，以达到最佳脱毛效果

LightSheer Duet：真空脱毛的作用机理

色素痣
需要斩草除根

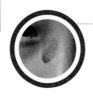

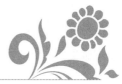

什么是色素痣

色素痣属于黑色素细胞系统的良性肿瘤，一般分以下几种。

（1）交界痣：痣细胞位于表皮下部与真皮交界处。多发生在手掌和生殖器部位，皮损呈浅褐色或暗褐色，范围大小不等，表面光滑，无毛发生长，痣细胞处于活跃状态，少数可恶变。

（2）皮内痣：痣细胞位于真皮浅层，好发于头颈部。皮损多为半球形隆起，直径一般小于1厘米，常伴有疣状、乳头状或蒂状损害，呈褐色或黑色，表面可有毛发生长。

（3）混合痣：兼具交界痣和皮内痣的特点。

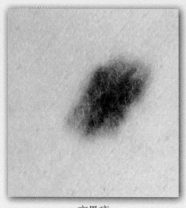

交界痣

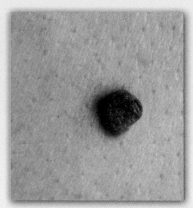

皮内痣

色素痣的
治疗方法有哪些

色素痣的出现，无疑影响了肌肤美丽的质感，因此治疗色素痣是很有必要的。目前激光治疗色素痣效果好，通常可以选用超脉冲CO_2激光。这是一种非常安全的治疗方式。激光作用于病变皮肤，传输的能量会在瞬间使组织里的水分汽化，同时带走有色素的皮肤组织，而不伤及周围健康组织。它在治疗的同时会刺激新的胶原层产生，令皮肤恢复弹性，不会对组织、神经有任何影响。对于较浅的色素痣，激光治疗一般只需要1次。

如果色素痣在短期内迅速增大，色泽加深变黑，边缘发红不规则，表面出血、破损以及周围出现卫星状损害，表明痣有恶变征象，应予手术切除，并及时送病理检查。对于位于掌跖、生殖器等很可能发生恶变的部位的色素痣，也应该尽早做手术切除。

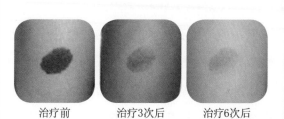

治疗前　　　治疗3次后　　　治疗6次后

激光洗文身
——一种可以治疗"后悔"的光

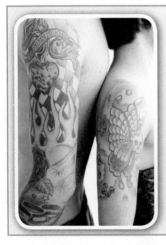

很多人后悔年少轻狂，在一时冲动下文了身，虽然当时很时髦，但现在却感觉影响了自己的公众形象，阻碍了自身事业的发展，他们都会希望去除刺青。

过去，除文身是非常困难的，通常采用冷冻、二氧化碳激光、外科手术等手段，这些治疗的共同缺点就是难以彻底清除，而且最大的问题是治疗后会留下疤痕。

Q开关激光是如何洗去文身的

目前全球最先进的一种全新Q开关脉冲宝石激光，由电脑控制进行治疗。所发射的激光能极为顺利地穿透病损部位以上的皮肤，进入病损部位，病损部位的文刺颜料在强大的激光下被气化、粉碎，使文刺的颜色消退。一般而言，浅的文刺治疗一次便能收到明显的疗效，甚至完全消除，而比较深的文刺通常需要多次的治疗。因为治疗效果与文刺染料的性质有非常大的关系，一般说来像文眉、文眼线所采用的染料颗粒较细，染料的成分较为纯净。所以治疗效果显著，大多数能在2~3次治疗后明显消退或完全消退，部分较为复杂的文刺也能在4~5次治疗后消退。而普通的文身，由于使用的文刺颜料多是普通的墨水，不但颗粒粗，而且杂质很多，故治疗难度较文眉和文眼线要大些，通常要完全清除，需要5~6次，部分患者可能需要更长时间的治疗。另外，彩色文身的治疗难度比较大些，需要较多的治疗次数，两次治疗的间隔时间为3个月。由于这种激光几乎不损伤皮肤，所以治疗后一般不留疤痕，可完全恢复皮肤本色。但有部分疤痕体质的人有可能出现疤痕反应，所以在治疗前，患者应将这方面的情况告诉医生。

机体对激光治疗反应存在很大的个体差异，加上每个患者的病情有轻有重，所以具体到每人的治疗次数有较大的差异。由于亚洲人皮肤的特点，个别患者有可能发生色素沉着，通常情况下医师会采取避免色素沉着的防范性措施，以减少色素沉着的发生。即便个别病人发生了色素沉着，也会在数月内自行消失，无需特殊治疗。

由于视觉对颜色的判断较为迟钝，只有在病变颜色消退大约50%时您才可能感觉到治疗的效果。一般来说如果治疗一次后，原来的青色变成了褐色，即意味着色素已消退50%。治疗区会发生不同程度的皮肤水肿（依个体差异，水肿程度是不同的），也可能有轻度的渗血，这是正常的治疗反应。文身后又后悔了，那就要有忍受地狱之火的心理准备。一般人就是因为觉得文身不是很痛所以才文刺。但是去除文身的痛，大概是文身的几倍吧！在接受激光除文身之前，要在文身的地方先涂上麻醉膏，停留40分钟以上，当第一发激光打下去的地方变成灰色的一块，感觉就像有人用烟头烫在接近骨头的肉里面是非常深层的烧灼感。这是因为激光除文身打的深度要比激光除斑还要更深层。如果你的文身上还有不同的颜色，有些颜色（例如红色、绿色）是很难除掉的，就需要打得更深、次数更多。而黄色更难去除。

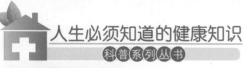

人生必须知道的健康知识
科普系列丛书

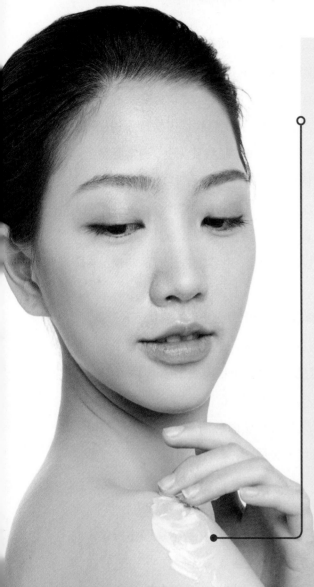

激光洗文身
术后应该怎样护理

（1）治疗后，局部会出现红肿，可采用纯净水冷喷或冰敷等方法，一般一天内可消退。

（2）在创面愈合期间防止继发感染非常重要。Q激光治疗后，治疗局部会形成一层结痂，一般1~2周后痂皮自行脱落。在痂皮脱落前应尽可能不接触水，不外用化妆品，不要自行剥离痂皮，每天可外用1~2次抗生素软膏（百多邦软膏）。

（3）激光治疗后尽量避免日晒以减少炎症后色素沉着，可外用防晒霜。

26

消除红脸症的好办法

什么是红脸症

"红脸症"即毛细血管扩张，是一种发生在面部的皮肤血管损害，大多数是后天发生的，也有部分患者是先天发生的。面部毛细血管扩张是影响美容的常见原因，多发生于女性面部，临床表现为面部的点状、星芒状或片状红斑。仔细看能见到皮肤上许多红色血管，就像一丝丝红线。引起毛细血管扩张的原因有很多，如长期生活在较为恶劣的生活环境中，过度的日晒、皮肤干燥、面部滥用外用药物（如肤轻松、皮炎平、皮康霜），滥

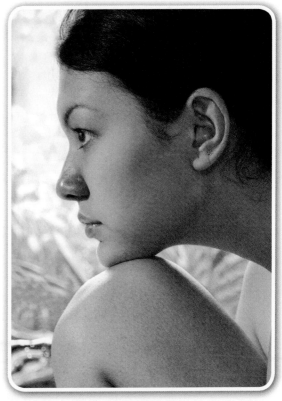

用化妆品，或患有某种皮肤病（如酒渣鼻）等，也有一些人原因不明确。有了这种皮肤毛病后，面部非常容易发红，如遇热、情绪激动、剧烈运动或饮酒时，不但颜色会加深，而且整个面部会潮红（即红脸、"关公脸"），很难消退，影响美观。毛细血管

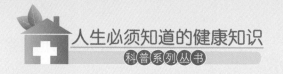
扩张常规治疗通常是无效的，药物几乎不能起到任何作用。由于病损的部位通常较深，位于表皮内，常规的治疗难以将之祛除（如冷冻、电解）。如果治疗太浅，无法去掉病损，如想达到理想的治疗深度，则一定会留下瘢痕。社会上的一些美容院由于缺乏医疗知识，采用化妆品或面膜包月护理，希望去掉毛细血管的扩张。这是不可能的，相反会越来越重。

激光如何治疗毛细血管扩张

目前先进的脉冲染料激光等，所发射的专门用来治疗血管疾病的绿色激光能极为顺利地穿透病损部位以上的皮肤，进入病损部位，并对病损部位的血管进行治疗。治疗时，血管内部的血红蛋白在强大的激光下完全凝固，这些凝固的血红蛋白将异常的血管封闭，结果病变血管消失，从而得到治愈。由于这种激光几乎不损伤皮肤，所以，治疗时是不会留下紫癜，可完全恢复皮肤本色。这种治疗方法疗效非常明显，当您发现原来扩张的毛细血管随着治疗时的绿光一闪便神秘消失的时候，您会非常欣喜的，因为这是您恢复本来面貌的开始。由于部分患者的血管扩张严重，即使医师尽最大努力，有时仍有部分血管治疗不到。另外治疗后，少数血管会发生再通，所以治疗后，部分皮肤有可能仍有毛细血管残留，仍需再次治疗，两次的治疗间隔最好3个月。

强脉冲光如何治疗毛细血管扩张

强脉冲光（光子嫩肤）也能治疗面部毛细血管扩张。事实上在面部毛细血管扩张的治疗中它具有非常多的优点：治疗的疼痛感觉要轻微一些，治疗后的皮肤水肿反应和红斑反应要轻微得多，因此治疗后基本上不影响上下班，另外光子嫩肤同时还能改变皮肤质地，也有皮肤美白作用，所以治疗后的美容效果非常不错。缺点是治疗的能量没有激光强，治疗可能需要4~5次，每次间隔3周。

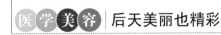

"黑脸娃娃"——明星级的美容方法

什么是"黑脸娃娃"

　　"黑脸娃娃"是台湾明星大S在自己的著作《美容大王2——揭发女明星》中，极力推荐的一种美容护肤的新方法。它倍受明星追捧，是近年来名居榜首的明星最爱的无创美肤术。"黑脸娃娃"因其在治疗前需要在脸上涂抹一层黑黑的医疗级纳米碳粉而得名。它是一种不损伤皮肤，安全、快捷的美肤新技术，让你在短短30分钟后，皮肤焕然一新。即使是在寒冷的冬季也可以帮你拥有靓丽肌肤。

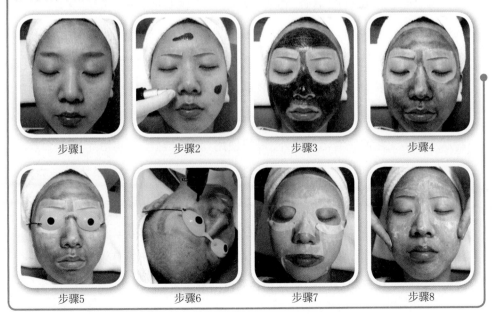

步骤1　　步骤2　　步骤3　　步骤4

步骤5　　步骤6　　步骤7　　步骤8

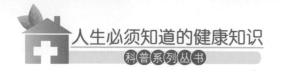
"黑脸娃娃"如何改善老化肌肤

冬季，寒冷的气温让肌肤的新陈代谢变慢，各种扑面而来的刺激更是雪上加霜。而且室外、室内的温度和湿度差异大，让肌肤处于骤冷骤热的状况中，疲于适应，变得无力留住水分并容易敏感，从而导致肌肤失去弹性，皱纹过早出现。冬季是皮肤最佳的休养期，即在肌肤特别娇弱、敏感的季节里，尤其要注意肌肤的护理。而"黑脸娃娃"拥有多种激光模式，可以针对不同部位采用不同的波长，适当地刺激真皮组织，然后利用肌体的天然修复功能，让细胞主动吸收营养。从而提高胶原蛋白合成的速度和数量，使真皮纤维恢复网状结构，达到让皮肤细腻、紧致的效果。

"黑脸娃娃"如何改变粗大毛孔

没有人不渴望拥有细致嫩滑的皮肤，但毛孔粗大往往使你的美丽愿望化为泡影。毛孔粗大将使"紧致、白皙、嫩滑……"这些形容皮肤的美丽词汇成为你皮肤的"绝缘体"，而再美的五官在粗大的毛孔衬托下也顿失美丽。毛孔粗大是美丽容颜的"隐形杀手"，令许多爱美人士必欲除之而后快！张开的毛孔让皮肤看起来特别粗糙，而且让你与靓丽无缘。皮肤老化松弛、肌肤缺水干燥、角质代谢缓慢、出油异常，这些都是导致毛孔粗大的罪魁祸首。出现这种状况除了注意彻底清洁皮肤外，最好使用"黑脸娃娃"美容治疗，它是目前非常"走红"的一种美肤疗法。对于控油、收缩毛孔有较理想改善效果。该技术利用直接刺激真皮组织增生的方式，治疗中使用微粒碳分子渗入毛孔中，激光的光束会受黑色碳粉吸引而锁定毛孔部位，清除表皮的污垢及角质，刺激皮肤细胞的更新，瞬间让毛孔壁变得紧实、有弹性，还能有效抑制皮肤油脂分泌过盛的现象。治疗后，肌肤也会变得细腻紧致。

如何拯救暗黄肌肤

几乎每位东方女性都有着皮肤自然白皙的心愿，而实际上却有许多人都在竭力摆脱暗沉黑黄的肤色。在我们将一笔又一笔的钱"砸"在了这些护肤品、化妆品上面，但之后却发现效果不明显，看着自己满桌的化妆品，还都是花不少的钱买回来的，现在没用完却只能丢掷一边。结果花了不少冤枉钱，还没有取得理想的效果。人的皮肤之所以柔润有光泽，是依靠皮下组织提供充分的营养。如果皮下胶原和弹力纤维严重不足，影响到了皮肤的正常代谢，那么皮肤就会加速老化，肤色晦暗就在所难免了。"黑脸娃娃"美肤能去掉皮肤表皮的脏污，刺激皮下胶原蛋白的增加，让皮肤变得白净、细嫩，对整体肤色不均匀以及晦暗、发黄的肌肤都有着很好的效果。

激光美容篇

清除烦人黑头用"黑脸娃娃"

黑头是油脂硬化阻塞物，出现的原因是由于皮肤中的油脂没有及时排出，时间久了油脂硬化阻塞毛孔而形成。鼻子是最爱出油的部位，不及时清理，油脂混合着堆积的大量死皮细胞沉淀，就形成了小黑点。

"黑脸娃娃"去黑头效果特别理想。当所涂碳粉渗入毛孔后，再用激光将碳粉粒子爆破，从而震碎表皮的污垢及角质，所产生的高热能量传导至真皮层，充分刺激皮肤细胞的更新和活力，激发胶原纤维和弹力纤维的修复，利用肌体的天然修复功能，通过胶原蛋白有序沉积和排列，从而去除黑头，展现原本娇嫩的肌肤。

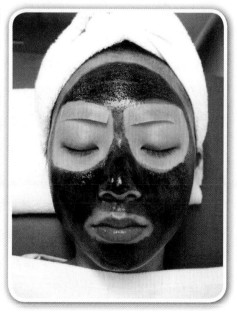

光子嫩肤
——让你岁月不留痕

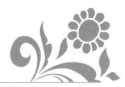

认识光子嫩肤

光子嫩肤（强脉冲光非剥脱性嫩肤技术），让爱美的你不需要太担心岁月在你脸上所留下的痕迹！光子嫩肤是采用强脉冲光照射皮肤，利用脉冲强光来治疗皮肤的光老化，你只需每间隔3~4个星期做一次治疗，一个疗程需要做五次或五次以上，皮肤结构就明显改变了：皮肤的弹性增强不再松弛了、皮肤的色素斑也消失了、细小的皱纹也开始消退了，其综合的效果是使皮肤年轻而漂亮了。而且这种治疗的最大优点是，它根本不需要注射镇静剂，只需要在局部涂上冷凝胶就可以了。其实，只要医生正确地设置治疗参数，在任何类型的皮肤上都可获得最佳的治疗效果。对皮肤较黑或有色素沉着的人也非常安全，通常在治疗时不会出现水泡、红肿等现象。另外，在治疗过程中和治疗之后几乎没有不适感，接受治疗者在治疗之后可以立即工作并参加社交活动。

从第一次治疗开始皮肤就会得到明显的改善，一个疗程治疗之后达到最佳的效果。一些皱纹、雀斑、黑点、不规则的色素沉着、毛细血管扩张都会逐渐消失。并且皮肤会变得光滑，甚至还有其他的一些改善，如皮肤的毛孔减小，皮肤组织变得更年轻而富有弹性。治疗不仅仅局限于面部，它对于颈部、胸部、甚至是手和手

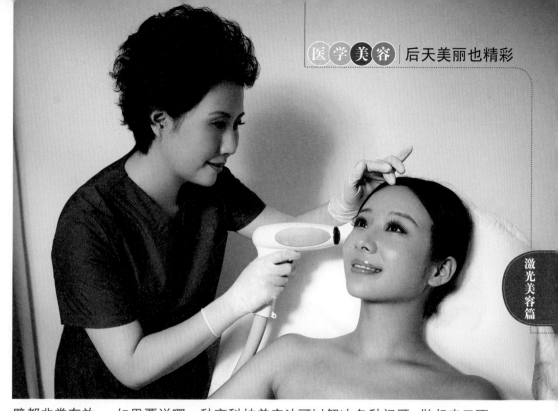

臂都非常有效。 如果要说哪一种高科技美容法可以解决各种问题，做起来又不会太痛，那就是光子嫩肤。光子嫩肤的优点很多,包括可以治疗毛孔粗大、痘疤、细纹、紧实肌肤、淡化斑点，使皮肤透亮有光泽，但需要多次治疗。如果你从来没有做过高科技美容，预算也不多，那么光子嫩肤会是一个不错的入门选择。如果每隔3~4周定期做一次，效果就像天天敷脸一样，是一种可以趁午休时间去做的高科技美容。做这种光疗美容的时候，需要把眼睛遮盖起来以免被强光照射。脉冲光打在脸上，依部位不同感觉也不太一样：如果是打在黑色素不多又没有毛发的地方，感觉就像是用皮筋弹了皮肤一下，不痛但还是有"点一下"的感觉。如果是打在黑色素比较多的地方，感觉像用针尖刺一下肉，略微有些刺疼感。但是，如果打在毛发比较多的地方，疼痛会重一些，还会有烧焦的味道，不要害怕，不会是皮肤受伤，仅仅是毛发吸收光以后的反应。打脉冲光的过程大概就是这样，有点吓人但并不是真的很痛。

如果你一做完光子嫩肤立刻照镜子的话，会发现皮肤比做之前透亮，也好看得多。在做完光子嫩肤之后，你要给它两三天时间的作用期，在这段时间你可能会

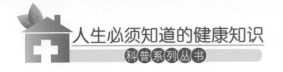
发现色素反而加深了，那是正常的反应。照样去上班不会影响工作，过不了多久，那些返黑的色素就会慢慢自然消失。

光子嫩肤是如何产生治疗作用的

　　光子嫩肤实际上就是利用脉冲强光进行美容性治疗的一种方法。其治疗本身是模拟脉冲激光（Q开关激光）来进行治疗的，也是利用光对皮肤的穿透性和色素颗粒对强光的吸收性来进行治疗的。形象地说就是利用强大的脉冲光"冲散"色素颗粒，使色素斑消退。由于强光不像激光那样单一而纯净，含有各种光源，所以对皮肤的作用是多方面的，如能消除减淡皮肤各种色素斑、增强皮肤弹性，消除细小皱纹、改善面部毛细血管扩张、改善面部毛孔粗大和皮肤粗糙，也能改善发黄的皮肤颜色等，所以光子嫩肤具有非常不错的美容效果。但是光的能量没有激光高，所以对一些非常顽固的色素斑的治疗，比如太田痣等，光子嫩肤可能会有些力不从心，此时仍需要使用激光来配合治疗。

光子嫩肤有哪些副作用

　　光子嫩肤几乎没有什么副作用，非常安全，这是光子嫩肤治疗的一个非常大的优点。但是和任何治疗都一样，治疗本身是具有两面性的，光子一方面是治疗色素性皮肤疾病非常好的治疗方法，也有引起皮肤色素性改变的潜在风险。如果选择的适应证不正确，或者治疗选择的参数有问题；再加上人的个体差异，少部分人可能会出现色素沉着斑，极少数人可能会出现痤疮样发疹和水疱。所以治疗应在正规的医院里进行，不允许滥用。那种把光子嫩肤说成绝对安全，无限夸大疗效，甚至在美容院里就进行治疗的做法是不负责任的，应予以纠正。

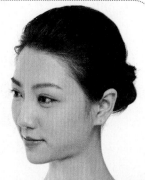

哪些人适合光子嫩肤治疗

总的来说，以下四类人比较适合做光子嫩肤治疗。

第一类人群：面部有点状的色素斑，无论是日光性的还是雀斑，通常这些斑给你的感觉是一种"脏脸"的感觉，尽管常用粉去遮盖，但总也不能遮盖住。这类人是比较合适做光子嫩肤治疗的。

第二类人群：面部开始松弛，出现细小皱纹，出现老年性皮肤改变。这类人也比较适合进行光子嫩肤治疗。

第三类人群：想改变皮肤质地，希望皮肤的弹性更好、皮肤更光滑，改善皮肤晦暗。

第四类人群：面部皮肤粗糙、毛孔扩大、青春痘印记、面部毛细血管扩张。这类人可以选择光子嫩肤治疗。

通常前三类人群的治疗效果要明显一些，第四类人群的治疗效果相对要差一些。另外，光子嫩肤同其他美容治疗一样，您的皮肤条件越好，治疗的效果也越好。如果您的皮肤先天条件不理想，光子嫩肤治疗虽然有不俗的表现，但总的来说要差一些。

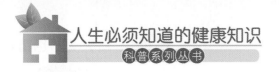
哪些人不适合做光子嫩肤

总的说来,光子嫩肤治疗非常安全,几乎没有什么禁忌,但是对以下患者的治疗至少要给予必要的重视:

光敏感者及近期有光敏感药物应用的患者。这种人对光敏感,治疗后容易出现皮肤损伤。

妊娠女性。因为治疗有不同程度的疼痛,理论上不能完全排除对胎儿发育可能存在的潜在影响。

系统使用维甲酸(至少在停止使用2个月后方能治疗)。这类患者可能会有潜在的皮肤修复功能的暂时性削弱。

黄褐斑患者的治疗要慎重,光子嫩肤并不能解决黄褐斑的所有问题,相反有时会使情况变得更糟糕。

对治疗效果抱有不切实际期望的患者。光子嫩肤虽然具有突出的美容能力,但是它仅仅是一种非常普通的医疗项目,不应渲染和神化,它并没有改变皮肤性质的作用,因此不应持有不切实际的期望。

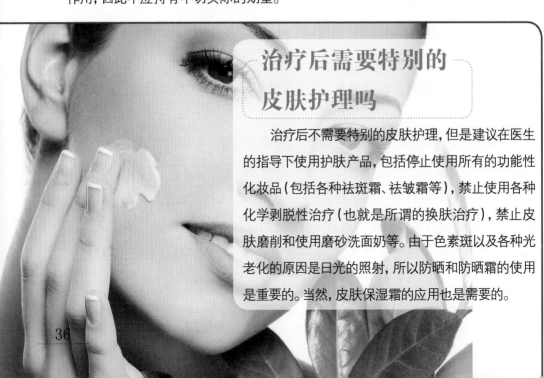

治疗后需要特别的皮肤护理吗

治疗后不需要特别的皮肤护理,但是建议在医生的指导下使用护肤产品,包括停止使用所有的功能性化妆品(包括各种祛斑霜、祛皱霜等),禁止使用各种化学剥脱性治疗(也就是所谓的换肤治疗),禁止皮肤磨削和使用磨砂洗面奶等。由于色素斑以及各种光老化的原因是日光的照射,所以防晒和防晒霜的使用是重要的。当然,皮肤保湿霜的应用也是需要的。

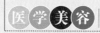

光子嫩肤治疗后
皮肤会不会加速老化

这是一个大家都关心的问题，也是一个非常聪明的问题。从理论上来讲，光老化并不是皮肤真正意义上的老化，它是由于光日积月累地照射我们的皮肤，最终将皮肤"催老"了，日光的这种作用实际上从儿童时代就开始积累了。我们也可以注意到，白种人的皱纹比我们要明显一些，可能就是他们的皮肤对光的抵抗能力要差一些的原故。经过光子嫩肤治疗后，皮肤的结构发生了变化，表现为皮肤中胶原，尤其是弹力纤维的恢复。只要在以后的日子里加强保护，皮肤的衰老状态虽然会逐渐出现，但要比没有做治疗的人衰老得慢一些，而不会变本加厉地加速老化的。

光子嫩肤后会使皮肤更敏感吗

皮肤最外的一层就是角质层（也就是美容院常称之为"死皮"的那一层），这一层结构对正常的皮肤功能和生理来说非常重要。在生理学方面，这一层是皮肤极为重要的屏障层，它担负了将皮肤与外界隔离开的重要使命，如果这一层结构遭到损坏，或者功能受损，则皮肤会出现非常多的问题：皮肤敏感（敏感性皮肤）、湿疹等，由于削弱了紫外线遮挡功能，还会出现各种色素斑和毛细血管扩张等。而光子嫩肤治疗只是作用于皮肤内的色素或者血管等，对角质层不造成伤害，因此也不可能引起皮肤的敏感。相反，目前一些美容机构用表皮剥脱的办法祛斑增白，像"祛斑一次净"等大量祛除角质层（如所谓的换肤、去死皮等）导致角质层的严重损伤。角质层损伤后，皮肤变得菲薄，呈现出一种不自然的蜡样光泽，以后逐渐会发生毛细血管扩张（面部红血丝）、皮肤敏感等严重的皮肤生理功能紊乱。最后还会发生皮肤弥漫性的黑变，并出现色素斑等。

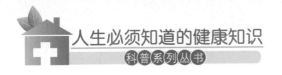
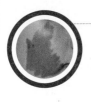
去除胎记的
奇妙之光

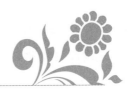

　　人们常说的"胎记"通常泛指出生时即存在或生后出现的先天性皮肤局限性损害。它可表现为不同颜色、不同程度的色素沉着或色素脱失斑片，如雀斑、太田痣、伊藤痣、蒙古斑、咖啡斑、色素性毛表皮痣以及无色素痣等；也可表现为淡红、鲜红甚至深红色的血管损害；还可表现为皮肤的良性肿瘤，如各种色素痣、表皮痣或血管瘤等。也就是说，所谓"胎记"并不是一个疾病的诊断名词，而是人们对先天性皮肤色素血管异常的统称。事实上，"胎记"只是先天性皮肤异常的一部分，许多先天性皮肤色素改变并不一定出生就存在，而是出生很长时间以后才出现。如雀斑通常在学龄阶段出现，色素性毛表皮痣常在十几岁才出现，有的太田痣患者甚至是

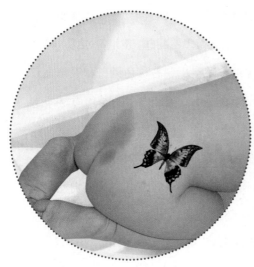

局部受外伤以后才出现的。与之相反的是，有的"胎记"出生时就有，但随着年龄增长往往会逐渐减退或消失。如蒙古斑、草莓状血管瘤等。医学上称为太田痣的黑色胎记，常见于单侧面部的眼睛周围、太阳穴、面颊部、前额部、鼻翼及眼睛巩膜等处，为淡褐色、青灰色、蓝黑色色素斑片。多数患者出生时即已存在，少数患者在青春发育期才开始逐渐

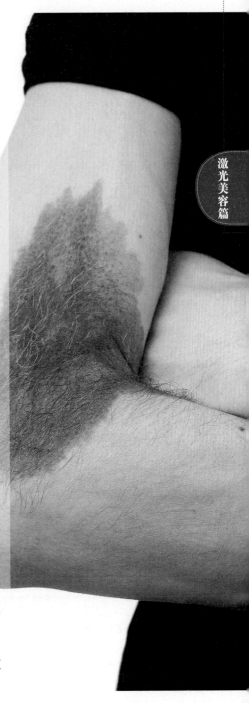

从皮肤深层向皮肤表面显现出来，随年龄增长，皮损范围逐渐扩大，色素逐渐加重，患者无任何痛、痒感觉。脸上长了一块黑胎记，不仅严重影响面部容貌，还会对心理产生很大压力。对于黑胎记以往常用的治疗方法有：皮肤移植术、皮肤磨削术、化学剥脱术、液氮冷冻术。这些方法虽然有一定的疗效，但不能彻底根除，且常常造成疤痕形成等严重并发症。直到20世纪80年代，在选择性光热效应理论指导下，Q开关脉冲激光仪的出现才使这类疾病的治疗有了新的突破。这一理论的基本原理是人体皮肤组织中的不同色素对不同波长的激光有着特异的吸收高峰，治疗所选用的激光要有足够的能量和适当的穿透能力，更重要的是，该激光的持续时间（脉宽）要非常短暂，以保证靶组织吸收激光所产生的热量仅破坏其自身，而不能传到周围正常组织。这样，医生可以选择适当波长的激光，配合调Q技术，以其强大的瞬间功率、高度集中的辐射能量及色素选择性、极短的脉冲持续时间，使激光能量集中作用于色素颗粒，将其直接汽化或击碎，被击碎的色素颗粒通过淋巴组织排出体外，而周围正常组织对所选激光波长吸收较少，而且由于激光在靶组织作用时间极短，不易向周围组织散热，所以周围正常组织不会受到损伤。从而达到疗效确切、无损伤、无痛苦、无瘢痕及治疗安全简便的良好效果。激光科的医生手握一把像小手枪似的激光器，对准黑糊糊的胎记，像开机关枪似的，"嗒、嗒、嗒……"打出一只只小光点。20分钟左右，一大块胎记就可以打完一遍。大大小小、颜色深浅不一的胎记，每打一次，胎记就会变淡、缩小一次。胎记消退后，皮肤就恢复了原样，且不会留下疤痕。

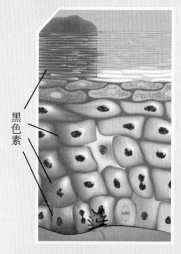

黑色素

黑色素哪去了？原来，黑胎记是在胚胎发育过程中，皮下黑色素细胞从真皮层向表皮层发展时，中途受阻沉淀在真皮层造成的。Q开关脉冲激光通过输出特定的波长，应用先进的调Q开关技术，将激光能量在极短的瞬间释放出来，形成能量密度很高的巨脉冲。黑胎记经激光照射后，激光脉冲被色素病变组织选择性地吸收，在病变组织内部产生极高的温度，而黑色素细胞瞬间被直接汽化或分裂成碎片，由人体吞噬细胞吞噬后排出体外。随着色素细胞不断地被清除，面部皮肤逐渐恢复正常肤色。由于激光能量与生物组织的作用极短，避免了热效应对病变周围正常组织的热损伤，因此不会造成正常皮肤的损害，这也就是治疗不留疤痕的秘密所在。

治疗黑胎记应争取早期治疗，年龄越小，皮肤越薄，皮损相对较浅，新陈代谢旺盛，吸收能力强，所需治疗次数相对较少。治疗需分次进行，一般需要4～6次治疗，每次治疗时间为10～20分钟，两次治疗间隔为3～6个月。治疗后注意保持创面清洁干燥，外用抗生素软膏预防感染，一个星期左右创面痂皮脱落痊愈。新生的皮肤较红嫩，应注意保养，避免在阳光下长时间暴晒，谨慎使用化妆品等。

奇妙之光，妙用颇多，不但能消除黑胎记，而且还能祛除雀斑、老年斑、咖啡斑。其实，用奇妙之光去除雀斑、老年斑和咖啡斑也是件轻而易举的事，同样每被扫射一次，颜色就会变淡，面积就会缩小一次。最后斑点会逐渐消退，脸部皮肤就会显得很白净、细腻，重新焕发青春的光彩。为什么会发生这种变化呢？这是因为人的皮肤的弹性、韧性、光滑来自于皮肤胶原组织，奇妙之光在祛除上述皮肤色斑

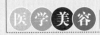

的同时，还能刺激皮下胶原纤维和弹力纤维，使胶原组织增厚，皮肤弹性增强。

俗称"红胎记"的鲜红斑痣，是无数扩张的毛细血管所组成的较扁平而很少隆起的斑块，属于先天性毛细血管畸形。

鲜红斑痣面积可大小不等，大的几乎可及全面部或半侧躯干。往往出生时即表现为明显的粉红色、平坦的、边界清的斑块，压之能褪色。随着年龄增长，颜色加深，变红变紫。65%的患者病灶将逐渐扩张，在40岁前可增厚和出现结节，于创伤后易于出血。病灶面积随身体生长而相应增大，终生不消退。

鲜红斑痣可发生于任何部位，但以面颈部多见，占75%~80%，多以单侧并以右侧多见。鲜红斑痣同时累及眼神经和上颌神经时有15%的机会可合并难治性青光眼。

相关的综合征：在鲜红斑痣患者中，1%~2%伴有同侧的软脑膜血管畸形，称为Sturge-Weber综合征。

Klippel-Trenaunay三联征是：葡萄酒色斑、静脉畸形及肢体长度差异，此变化较多累及较短侧的肢体，患肢常表现为软组织及骨骼过度增粗肥大，而且常伴有静脉系统的发育不良，它与另一综合征Parkes-Weber综合征相似，但后者常伴动静脉瘘，但无深静脉系统发育不全。较少见的另一为Beckwith-Widemann综合征：表现为面部葡萄酒色斑，舌肥大、脐突出和内脏过度发育，其中1/3~1/2的患者因胰岛细胞发育过度而致严重的低血糖。如果你的家属或亲人患有红胎记，不妨排除一下这些综合征的可能。

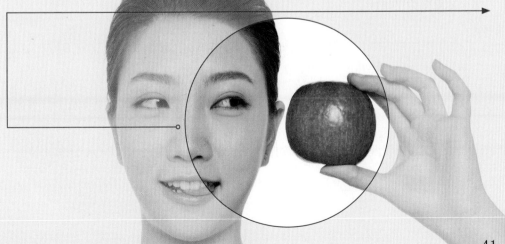

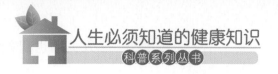
鲜红斑痣的治疗

以往的治疗包括冷冻、文身、外科切除、药物注射、硬化剂、电凝固、皮肤磨削、敷贴中药、CO_2激光非选择性光热作用治疗等，都是基本无效，而且十分容易导致瘢痕或皮肤质地改变的方法。

自从20世纪80年代末出现了以脉冲染料激光为代表的选择性光热作用治疗以来，选择性地治疗葡萄酒色斑成为现实。治疗后很少出现增生性疤痕，对浅表的病灶效果较好，尤其对婴幼儿期的鲜红斑痣治疗往往效果理想，因此已成为较为普及的治疗方法。

由于周围组织也有少量的光热吸收，偶尔也可能造成色素减退等并发症，但发生率较非选择性光热作用明显减少。缺点是治疗次数多，费用昂贵，对分布较深的或血管有进一步扩张、增生表现的鲜红斑痣效果较差。

应用光动力学反应治疗鲜红斑痣的方法，称为光化学法，即利用内皮细胞在特殊时向内光敏物质的特异性分布，经光激发产生光敏杀伤作用而破坏畸形的毛细血管网。此方法治疗次数少、适应证广，对深色及轻度增厚的病灶也能取得较好的治疗效果，增生疤痕的发生率很低，并且不留永久性的色素改变。因此这是一种鲜红斑痣研究及治疗发展的方向之一。

对扩张型的葡萄酒色斑，尤其已出现大量结节时，可以行手术植皮，这些结节多不累及皮下组织。

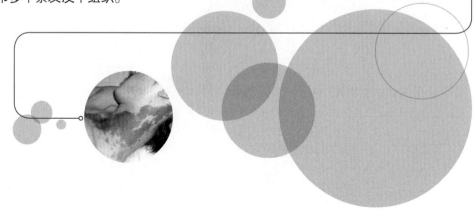

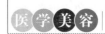
 # 如何治疗老年斑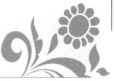

什么是老年斑

老年斑又称脂溢性角化斑，多见于老年人。好发于颜面部及手背，尤其颧部多见，斑呈圆形或不规则形，边界清楚，表面粗糙呈褐色，随着病变的发展，皮疹逐渐增大变厚，颜色加深，表面常覆有油腻性鳞屑。多无自觉症状，偶有痒感。

什么原因引起老年斑

老年斑形成的原因是人体在代谢过程中，会产生一种叫作"游离基"的物质，即脂褐质色素沉积在细胞内。逐渐衰老的组织和细胞已无法排除这些棕黑色颗粒，它们大量堆积在皮肤内，就形成了老年斑。一般认为，老年斑是组织衰老的一种先兆，表示细胞进入了衰老阶段。

怎样治疗老年斑

复合彩光能无损伤穿透皮肤，并被组织中的色素团优先选择性吸收，在不破坏正常组织细胞的前提下，使色素团块、色素细胞等被破坏和分解，从而达到去除老年斑的效果。

一般需接受3~6次的治疗，每一个月至一个半月一次，一般1~3次就可以看到明显效果。

治疗不会误伤正常组织，因而不会留下疤痕。

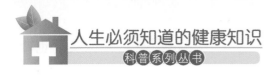

 # 果酸焕肤唤醒新生肌肤

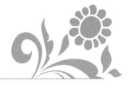

果酸对皮肤的美容疗效是20世纪70年代由美国的史考特医师(Dr. Eugene J. VanScott)及华裔美籍的余瑞锦博士(Dr. Ruey J. Yu)所发现。由于果酸的优异功效，时至今日，已是全球皮肤科医师应用在辅助治疗及居家保养上最常用的不可或缺的手段。美国杜邦公司是全世界最大的果酸供货商，他们的供应量占化妆品工业果酸需求量的99%以上。

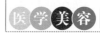

果酸是什么

果酸（Alpha Hydroxy Acid，α–羟基酸，简称AHA或Beta Hydroxy acid，β–羟基酸，简称BHA）。顾名思义，就是从水果中提取的各种有机酸，是存在于多种天然水果或酸奶中的有效成分。包含葡萄酸、苹果酸、柑橘酸及乳酸等，因大多数由水果中提炼，故称果酸。

果酸是怎么分类的

果酸按照分子结构的不同可区分为：甘醇酸、乳酸、苹果酸、酒石酸、柠檬酸、杏仁酸等37种。然而在医学美容界中，最常用的为甘醇酸及乳酸。甘醇酸，又称为甘蔗酸、乙二醇酸，最早从甘蔗中萃取，是果酸产品中应用最广的一员。甘醇酸具有果酸中最小的分子量(76)，因此最容易渗透皮肤的表层，吸收的效果也最明显，是最常被用在换肤使用的果酸。乳酸，有果酸中的第二小的分子量(90)，因为保湿度强、天然成分不会刺激人体皮肤，所以广泛被用在改善肌肤干燥及角化现象。高浓度时，使皮肤松解脱皮最快的则是酒石酸，其次是甘醇酸和乳酸。至于促进细胞更新，则以乳酸效果最好，其次是甘醇酸。

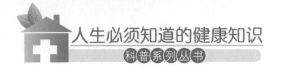
不必谈果酸色变

依浓度不同，果酸对皮肤有不同程度的作用：极低浓度的果酸，只有保湿效果；浓度稍微提高时，才有去角质的作用，可以破坏角质层细胞间的联结，促进皮肤的新陈代谢；在更高浓度下，它的破坏力就比较大，效果达到真皮组织，可用来做化学换肤。一般而言，浓度越高效果越明显，但是产生副作用的机会也相对增大。

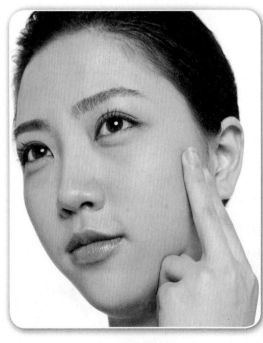

（1）低浓度果酸（小于10%）：能降低表皮角质细胞间的凝结力，可以去除老化角质，改善粗糙、暗沉，调理肤质。

（2）中浓度果酸（10%～30%）：可以到达真皮组织，对于治疗青春痘、淡化黑斑、抚平皱纹的效果良好。

（3）高浓度果酸（大于30%）：具有相当强的渗透力，可将老化角质一次剥落，加速去斑除皱的效果。但是高浓度果酸属焕肤性质，最好寻求专业医生进行治疗。

果酸的酸碱度

果酸是一种弱酸，除了浓度之外，pH值决定了它的功效。酸性环境下有利于果酸的作用及保存，在偏碱性环境下，果酸会被解离而失去作用。譬如是高达15%浓度的AHA，但是在pH值大于5的溶液中，大多数的果酸分子都已经解离，当然失去果酸的活性。

在果酸产品中，调和酸碱度的缓冲溶液系统，稳定平衡比果酸的浓度还重要。

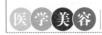
根据研究，pH值在2.5~3的酸性范围，果酸的效果最佳，但刺激性也增大。目前化妆品专柜的保养品，果酸的浓度都在5%以下，pH值都在3以上，功效只能着重于去角质及保湿作用，对于除皱美白没有明显疗效。

自由酸的概念：所谓的自由酸就是在溶液中未解离的酸，就果酸而言，也就是真正能作用的果酸。所有的果酸都是弱酸，有部分会解离在水溶液中，真正有作用的是未解离的自由酸。

果酸的使用方法

（1）从低浓度(1%~4%)开始尝试。

（2）如果你的肌肤受损严重，如晒伤或者过敏等，需要给肌肤一个修复过程，可以持续使用3天的舒缓保湿面膜，将肌肤调整至较为健康的状态。

（3）在开始使用3~7天内，有些人会出现脱皮、出油严重等现象，不用担心，等肌肤适应后会使肌肤的储水能力更强。

（4）使用果酸期间一定要倍加注意防晒。

（5）使用果酸护肤时，不宜再使用其他去角质产品，不能随意揉搓肌肤，还要避免使用A酸、水杨酸等酸性成分的化妆品。

（6）洗脸时使用化妆水20分钟后，再使用果酸产品。

（7）先擦T形区再延展至面部，从角质层厚的地方至薄的地方，眼部和唇周放在最后。

（8）可以用乳液中和浓度过高的果酸产品。

（9）根据需要每周使用一次，有严重过敏的皮肤和正在接受皮肤科治疗的患者不宜使用。

（10）冬季和夏季过后是使用果酸的最佳时期。

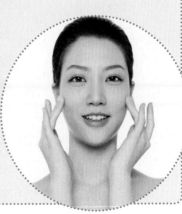

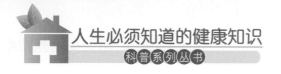
使用果酸的注意事项

（1）果酸本身就可以去除角质，不需要再使用去角质的产品，也不要蒸脸，不要过度按摩，以免皮肤受伤。洗脸动作尽量轻柔，避免刺激到皮肤。高浓度的果酸与A酸、维生素C都属于pH值较低的产品，不建议同时使用。

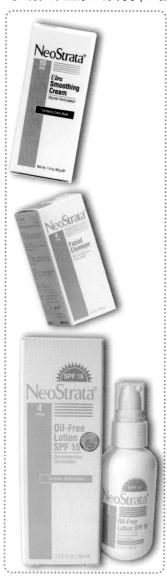

（2）使用果酸时，皮肤因为角质层较薄，有可能对一些外来刺激较敏感，如日晒、风吹及一些含酒精、去角质成分的化妆保养品等。采取一些保护措施，如使用滋润保湿剂、修复药膏是必要的。虽然果酸不像A酸有光敏感性，早晚都可以使用，但是去角质后不擦防晒乳，反而容易晒黑晒伤。所以白天擦果酸时一定要注意防晒，尽量不要让皮肤受到日晒刺激。

（3）皮肤如果出现刺痛、发红、发痒、脱皮等不适的症状，应该立刻停用果酸，可用冷水敷脸10～20分钟，加以镇静，并使用修复乳霜增加滋润保养，严重时可以到医院让医生用修护药膏处理。再次使用时，还是要从低浓度用起，再慢慢增加浓度及使用次数，通过一段时间后会因为耐受性增加而逐渐适应。

（4）皮肤敏感者使用前可以先做贴布试验，或是涂抹在手臂内侧，无刺激反应再考虑使用。使用时应该避开黏膜及眼睛周围，口唇附近因为皮肤薄弱，使用时也应该减量。

虽然果酸被广泛地运用，而且市面上的产品也很多，但求美心切的人除了要对果酸充分了解外，还要求助于专业医生，让专家为您打造最完美的方案，这才是有智慧的人们应有的认知。

果酸焕肤的适应证

　　果酸焕肤的适应证很多,最常见的就是皮肤年轻化。包括去除表浅的皮肤皱纹以及改善皮肤外观,还可以治疗色素沉着,包括黄褐斑、晒斑,不过最好合并去斑剂使用效果更好。果酸可以去除老化角质,防止角质增生阻塞毛细孔,治疗青春痘。光伤害造成的表皮层角质增生、扁平疣及青春痘疤,也可利用果酸焕肤来治疗。此外,果酸还可以增加局部涂抹药物的效果,如增加类固醇对牛皮癣、慢性藓苔皮肤炎、抗霉菌药物对霉菌感染的药效。

痤疮治疗:暗疮、粉刺、黑头、脓包、毛孔粗大。

淡斑治疗:色斑、黄褐斑、暗疮印、皮肤晦暗无光泽。

抗老化治疗:皮肤老化暗黄、细小皱纹、角质堆积。

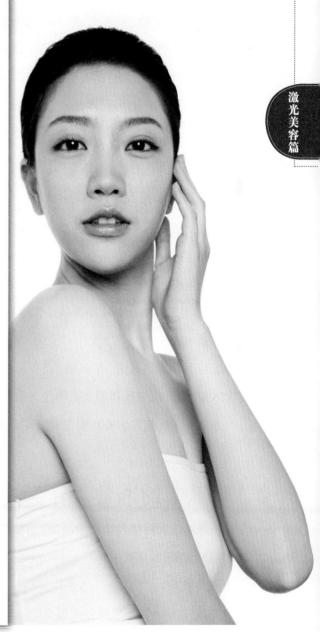

果酸焕肤的禁忌证

对果酸溶液过敏者、治疗部位有过敏性皮炎的患者、面部有细菌或病毒感染性皮肤病(如单纯疱疹、寻常疣)者、有免疫缺陷性疾病的患者、在6个月内口服或外用过维甲酸类药物者、正在口服抗凝药或吸烟者,因皮肤愈合速度慢,不适合做果酸治疗。近期接受过手术(有正在愈合的伤口)者、近期接受过放射治疗的患者、对光防护不够或有日晒伤者、有肥厚性瘢痕或瘢痕疙瘩病史者、在6个月内局部做过冷冻治疗者、孕妇、有炎症后色素沉着或色素减退的病史者亦不适合果酸治疗。

果酸焕肤对皮肤的作用

(1)果酸的细小分子有着超强的渗透力,能快速渗透皮肤。

(2)减少角质细胞间的桥粒连接,增进上皮细胞新陈代谢的速度,加速老化角质细胞脱落,促使肌肤更新。也使得上皮细胞排列更整齐,角质层变得光滑而细致。同时,果酸还能让毛孔周围的角化栓塞易于脱落,使毛囊管通畅,有效防止毛孔阻塞。

(3)可刺激玻尿酸、黏多醣、胶原蛋白及弹力纤维的增生及重新排列,使皮肤的含水量增加,皮肤变得紧实有弹性,细纹和皱纹也会跟着减少。

果酸对于皮肤的这些功能主要被用于治疗痤疮和祛斑除皱。

焕肤前的准备工作

当您决定选择使用果酸焕肤时,为使肌肤能适应高浓度果酸,以达到最好的疗效,应开始每天的护肤工作:

在焕肤前1~2周,应开始使用果酸保养面霜(或乳液、或凝胶),晚上洗脸后使用一次,使您的脸部肌肤适应果酸。

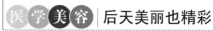

黑斑患者请于每天早上使用防晒乳液(SPF15或15以上)，以避免日晒伤害，在大太阳照射下，中午还要再使用一次。

焕肤前一周，应停止下列行为：

- 脸部特殊护理
- 烫发和染发
- 刮脸和脱毛
- 使用磨砂膏
- 脸部使用A酸产品
- 室外游泳过度，晒伤脸部

焕肤前需要告知医生是否有如下症状：

- 过敏性皮肤或免疫性疾病
- 脸部皮肤病(如湿疹、过敏性皮肤炎)
- 对阳光过度敏感
- 是否抽烟
- 脸部受伤
- 病毒感染(如唇疱疹、扁平疣)
- 是否正在服用药物
- 是否对酒精过敏

激光美容篇

在焕肤当天，请先将脸部洗净，勿化妆、刮脸及使用香水等。以上各点如有疑问，请向您的医师请教。

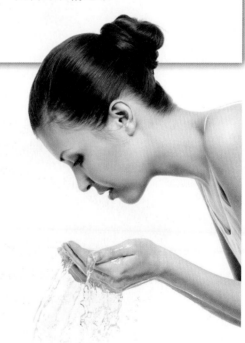

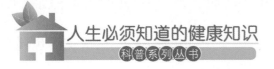
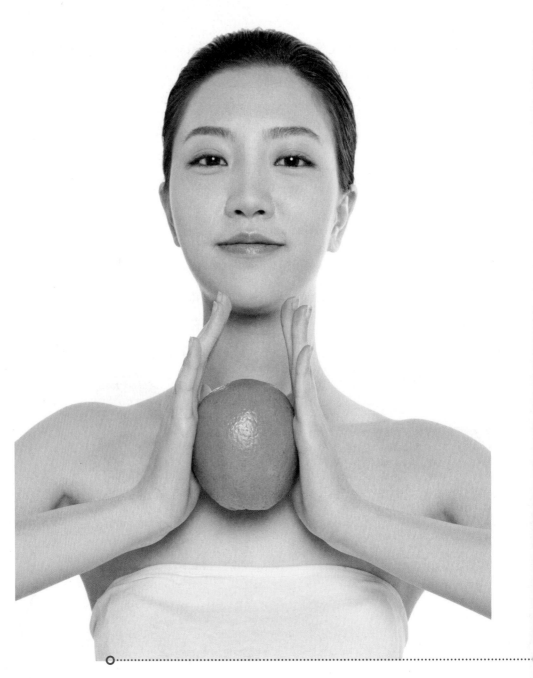

焕肤后注意事项

在您接受焕肤后,您的皮肤将需要数天至一周的时间才能完全恢复正常。在此复原期间,您可能会出现下列的症状:轻微刺激感、痒、灼热感、轻微的痛感,脸上紧绷、脱皮或轻微的结痂。这些症状将随着时间(约一周)慢慢消失,直至恢复正常为止。若有皮肤肿胀现象,请在换肤后24~48小时内冰敷。

加速皮肤再生过程的方法

(1)在焕肤后7日内,每天只用清水洗脸,以毛巾拍干(避免用力搓揉皮肤),并在洗脸后依医师指示使用药膏或营养面霜(早晚各一次),直至皮肤恢复正常。

(2)7日后皮肤恢复正常,即可停用药膏或营养面霜,开始轻轻地使用清洁用品清洗脸部(但勿用海棉或毛巾用力擦拭,应轻轻拍干,以免刺激皮肤);并可恢复使用您原来用的果酸保养面霜、果酸乳液或果酸凝胶,每晚一次。

(3)在皮肤恢复正常前,绝对避免日晒(不要使用防晒乳液以免造成更多的皮肤刺激,也不要戴帽子以避免帽缘产生疤痕)。恢复正常后,若要外出,最好每天早上使用防晒乳液,以免紫外线造成色素沉着。

(4)为避免产生疤痕,在皮肤恢复正常前,请勿刮毛、剥除结痂、抓皮肤瘙痒处、敷脸、戴帽子等。

(本章编者:张华、师俊英、夏文华、张总其、高一娜)

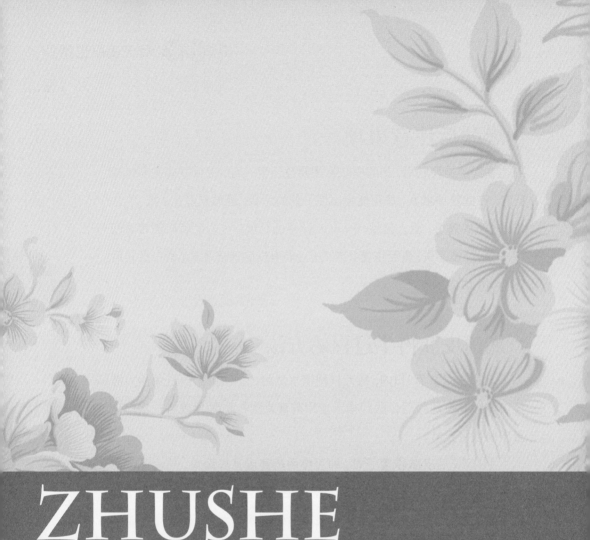

ZHUSHE
MEIRONG PIAN

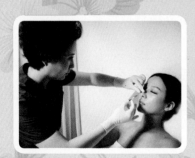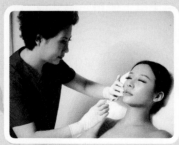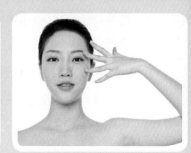

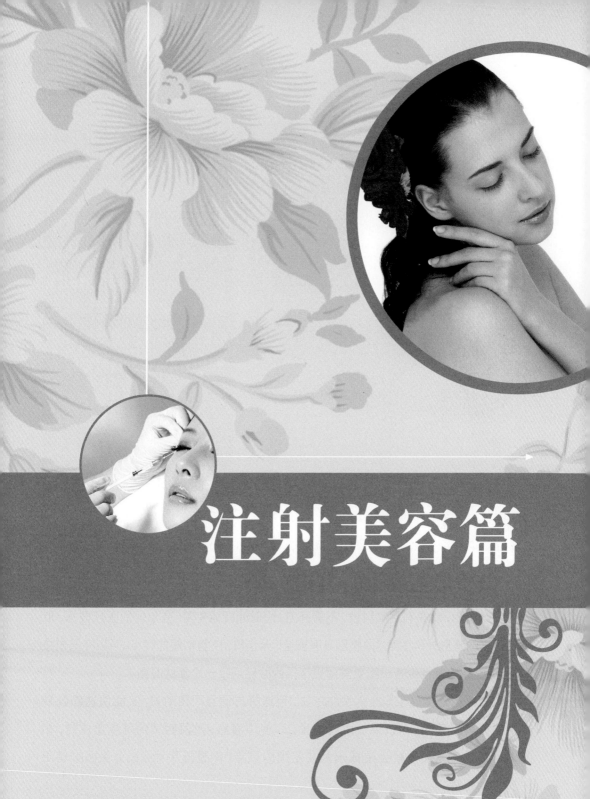

注射美容篇

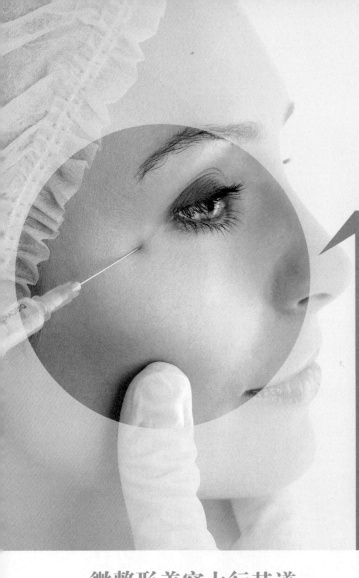

看一下欧美日韩整形行业的发展，我们便不难质疑中国整形行业向前发展的趋势，整形最终将发展到何方我们却不可知。微整形带领的"后美容时代"的来临给了我们一个明显的启示，即无论整形行业发展到何种程度，都脱离不了消费者的需求，只有顺应了需求，行业才能顺势发展，而微整形仅仅是一个趋势的开端。

微整形美容大行其道

　　微整形，就是利用高科技，不需开刀，短时间就能变美、变年轻的医疗技术，取代过去的整形外科手术。微整形具有安全、无伤口、恢复期短的优点，可以在周末接受治疗，周一就能带着一张更美丽更年轻的脸庞迎接一个新的开始。

　　微整形通常属于非永久性的疗法，但选择方便且不需动刀，又能快速修饰缺点的微整形手术。可以评估术后效果，即使不满意，过段时间仍可恢复原样，相对于传统手术失败就会造成永久性定型的风险，微整形手术可以为美丽提供更安全的保障。

什么是注射美容

将医用填充物注射到人体局部组织，以达到修正皮肤缺陷的美容方法，称注射美容。

什么是组织填充剂

用以填充皱纹、皱褶和凹陷的、可以注射的物质。

目前临床常用的组织填充剂有哪些

（1）HA：透明质酸。

（2）胶原蛋白。

（3）sheba：聚乳酸。

（4）HAP：羟基磷灰石。

（5）伊维兰。

（6）爱贝芙。

（7）PRP。

注射美容篇

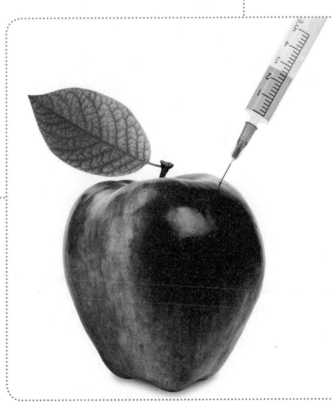

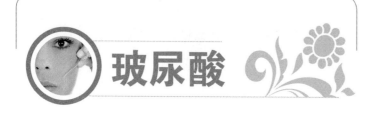

人体内的玻尿酸

在人体皮肤的真皮组织中，存在着一种胶状的物质。它负责存储水分，增加皮肤容积，保持皮肤的饱满、丰盈、使胶原蛋白有弹性。它是维持肌肤健康年轻的重要组成部分，它就是大名鼎鼎的玻尿酸! 但是随着年龄的增长，玻尿酸会渐渐流失，从而使皮肤失去储水的能力，于是人的面色就逐渐变得暗沉、松弛，并形成一条条的小细纹，皮肤开始衰老，人也不再年轻。

既然人体的玻尿酸会流失，那么我们是否可以让它在肌肤里再生呢? 现在盛行的面部年轻化——微整形，就可将玻尿酸注射到真皮层中，缺多少就可以补多少，让你青春永驻!

人体内的玻尿酸是永恒不变的吗

（1）人在胚胎时期，体内的玻尿酸含有量最多，但是出生后会逐渐减少。

（2）0~20岁体内玻尿酸的保有率为80%~100%。

（3）25岁后体内玻尿酸的保有率为65%。

（4）50岁后体内玻尿酸的保有率为45%。

（5）60岁时约只剩25%。

（6）随着年龄的增长，皮肤的老化主要是由于胶原蛋白发生变化所引起，而胶原蛋白的改变是由于具有锁水保湿功能的玻尿酸的减少造成的。

玻尿酸在微整形美容中的应用

（1）玻尿酸又称透明质酸，是一种大分子黏多糖。

（2）1943年Meyer 及Palmer由牛眼水晶体中萃取发现。

（3）广泛存在于动物组织细胞间质和眼玻璃体中，分布在身体的皮肤真皮玻璃体、关节液、血管、细胞间质中。

（4）人体含有的玻尿酸加起来不超过15g，却是皮肤是否健康与水嫩美丽的关键。

（5）人体组织中透明质酸钠盐，平均分子量介于10万~1000万道尔顿之间。

（6）最重要的生物功能就是持水的能力。

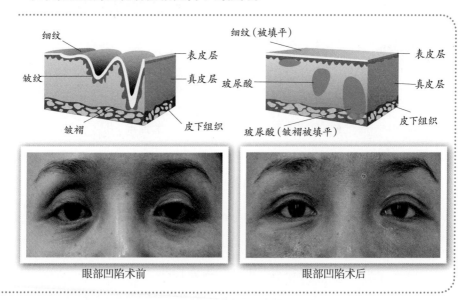

眼部凹陷术前　　　　　　　　　　眼部凹陷术后

玻尿酸有何特性

①不溶水性；②低代谢率；③高吸水；④高保水；⑤不易在组织间转移。

玻尿酸在近年来热门发展的软组织填充——微整形应用上已经占有了一定的地位。

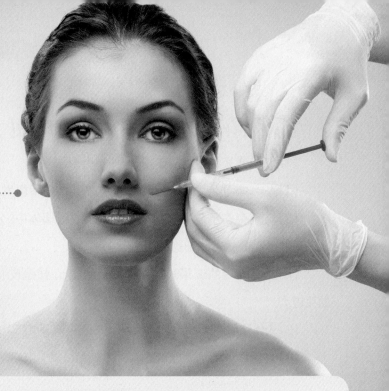

具体用途

（1）合并肉毒杆菌和玻尿酸可以用于额部、眼周、眉间皱纹的治疗。

（2）丰唇、唇纹、唇形轿正、丰耳垂。

（3）综合鼻整形、隆鼻。

（4）隆下颏、下颌不对称轿正。

（5）填充外伤或青春痘留下真皮层的凹陷疤痕。

（6）面部轮廓轿正、颞部塌陷填充、隆眉弓、丰满面颊。

（7）改善严重皮肤脱水干燥。

但是，临床上一定要先由合格的整形或美容外科医师做专业的咨询和整体设计后，才决定治疗方案。有些情形是不适合做玻尿酸的注射，像合并一些皮肤病变而造成的皱纹、太浅的皮肤表面的不规则、太过松弛的皮肤等，都应该使用其他更适合的治疗方法。

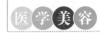

玻尿酸填充后在体内能维持多长时间

注入体内的玻尿酸,根据其交联不同,所维持的效果在几个月到几年之间,交联越高维持时间越长,但这是跟注射部位的不同及个人体质的差异有关。例如用于嘴唇整形,所能维持的时间就比其他脸部部位要短。

注射美容篇

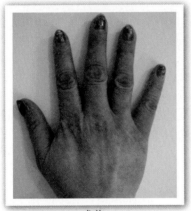

术前

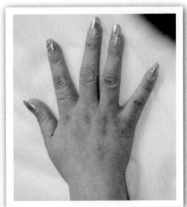
术后

哪些品牌的玻尿酸可以安全使用

目前国内有国家药监局注册许可证的、可以合法使用的只有EME逸美和Restlylane两种产品,不同的产品在生产方式及使用的技术上有些差异,详细的信息应该询问合格的整形或美容外科医师。

何为透明质酸酶

透明质酸酶又名玻璃酸酶、玻璃糖醛酸酶、玻璃样酸酶。

这是一种能水解透明质酸的酶(透明质酸为组织基质中具有限制水分及其他细胞外物质扩散作用的成分),用于人体能暂时降低细胞间质的黏性、局部积贮的渗出液或血液加快扩散而利于吸收,为一种重要的药物扩散剂。临床用作药物渗透剂,促进药物的吸收,促进手术及创伤后局部水肿或血肿的消散。

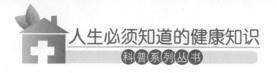

胶原蛋白

人体中的胶原蛋白

胶原蛋白是目前运用最广泛的生物医学材料之一，具有高度的安全性和生物相容性。它在临床应用上已有超过20年的历史，期间并无任何严重的副作用案例发生。

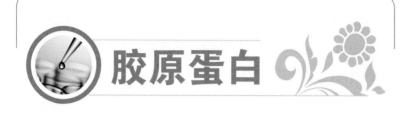

一个成年人的身体内约有3千克胶原蛋白，主要存在于人体皮肤、骨骼、眼睛、牙齿、肌腱、内脏（包括心、胃、肠、血管）等部位，其功能是维持皮肤和组织器官的形态和结构，也是修复各损伤组织的重要物质。在人体皮肤成分中，有70%是由胶原蛋白组成。

当胶原蛋白不足时，不仅皮肤及骨骼会出现问题，对内脏器官也会产生不利影响。也就是说，胶原蛋白是维持身体正常活动不可缺少的重要成分。同时也是使身体保持年轻、防止老化的物质。另外，胶原蛋白还可以预防疾病，改善体质，对美容和健康都很有帮助。

胶原蛋白在微整形美容中的应用

现在胶原蛋白正慢慢进入微整形美容领域。如下图所示。当真皮层的胶原蛋白(下图)被氧化、断裂后,对表皮的支撑作用就消失了,因此造成不均一的塌陷,这样皱纹就产生了。

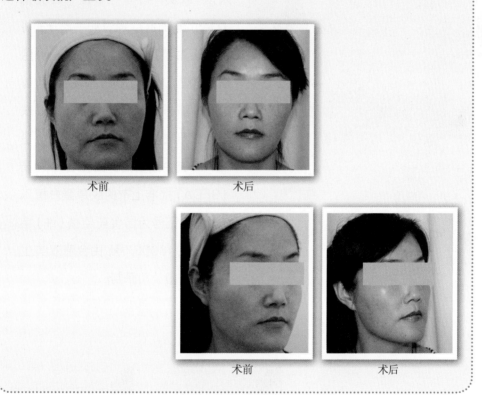

术前　　　　　　　　术后

术前　　　　　　　　术后

皮肤注射胶原蛋白美容

胶原蛋白回填疗法是一种已经由临床证实其安全性的疗法,可治疗脸部的皱纹、疤痕或脸部皮肤软组织凹陷,矫正脸型等。胶原蛋白美容针剂对于人类脸部软性组织的皱褶、凹陷及疤痕的矫正有显而易见的效果,可使患者容颜焕然一新。

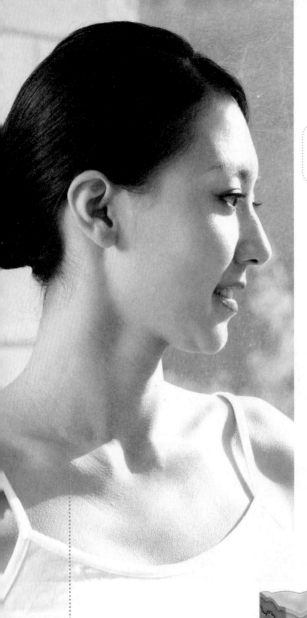

临床上使用的胶原蛋白

　　双美（Sunmax）胶原蛋白植入剂（双美I号）是一种皮下填充剂（Dermal filler），通过非手术方式将胶原蛋白植入皮下，增加真皮层组织的容量，从而达到抚平皱纹、改善脸部缺陷、雕塑完美肌肤的目的。双美胶原蛋白植入剂是内地第一也是唯一荣获中国食品药品监督管理局（SFDA）批准上市的胶原蛋白植入剂，注册证号为国食药监械（许）字2009第3460037号，由台湾双美生物科技有限公司研制。

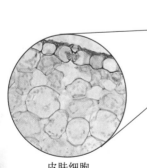

皮肤细胞

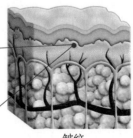

皱纹

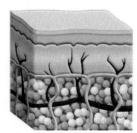

抚平皱纹

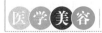

注射胶原蛋白是否安全

胶原蛋白是目前运用最广泛的生物医学材料之一，具有高度的安全性和生物相容性。它在临床应用上已有超过20年的历史，期间并无任何严重的副作用案例发生。双美I号胶原蛋白取自无特定病原（SPF）猪皮中，并通过最新技术去除致敏的氨基酸系列，余下部分几乎与人体胶原蛋白相同。目前它已经通过台湾卫生署和SFDA的严格审批并通过欧盟CE认证，在使用上具有高度的安全性。

由于双美胶原蛋白植入剂的可降解性，其植入体内安全无副作用，同时，植入的胶原蛋白能够刺激体内自身胶原蛋白再生。因此，每隔一段时间进行胶原蛋白的补充可以延缓衰老，让肌肤维持年轻、圆润。

胶原蛋白有哪些优点

胶原蛋白本身即是最佳的凝血剂，故对于血管丰富的区域如下眼皮、眼周，或是易瘀青体质的病患较为安全。双美胶原蛋白填充剂植入真皮层下不易产生吸水肿胀的特性，故针对像眼睛周围水分代谢较慢、较易浮肿的组织，可减少术后的不适应。

植入后的胶原蛋白直接填补真皮层的缺陷，达到皱纹立即填补的目的，并且可以运用于脸部轮廓的修饰。胶原美塑疗程同时也会引导新生胶原进行真皮层组织的更新再造，新植入后的胶原蛋白完全融入真皮层中并如同人体自身胶原蛋白一样被自然吸收，使用安全，无副作用。

胶原蛋白效果维持时间

一般维持12~18个月，需视施打技巧、植入深度、植入部位及患者年龄、生活习惯不同而有不同的效果。

注射美容篇

胶原蛋白填充适应证

（1）脸部塑形：如鼻梁增高及鼻型改造、隆下巴、丰嘴唇、丰耳垂、丰颊（丰太阳穴）面颊下垂提升、耳垂增大等。

（2）脸部除皱：如抬头纹、眉间纹、泪沟纹、鱼尾纹、法令纹（鼻唇沟）、苹果纹（苹果肌）、唇纹、颈纹等。

（3）面部凹陷：痤疮瘢痕、面部手术所致凹陷等。

胶原蛋白填充术后护理及注意事项

（1）注射后48小时内应保持注射部位静止，不要触摸按压，同时避免大哭、大笑等面部肌肉的频繁运动，以保持注射部位填充物的均匀分布。2日内不宜浓妆涂抹于植入部位。

（2）注射后24小时内，整脸不要使用化妆品，不要沾水或被污染。注射后72小时内不得在注射部位和注射周边部位涂抹刺激性化妆品，1个月内不要蒸桑拿、不做激光或者光电类的美容。

（3）注射后不要吸烟、饮酒，不吃辛辣等刺激性食品，避免熬夜和在极端阳光及其他射线下暴露。

（4）保持心情愉快。

（5）丰唇者2日内避免抿嘴唇与热食。

胶原蛋白填充有何禁忌证

（1）孕妇、哺乳者或风湿免疫疾病患者。

（2）皮肤有伤口溃烂、明显红肿或有类似症状患者。

（3）已知对胶原蛋白过敏及患有凝血功能异常疾病者。

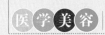

（4）有活动性皮肤病、炎症及相关疾病的部位及邻近部位不能使用。

（5）在已植入永久性植入物的区域禁止使用。

（6）尚未在孕妇、哺乳妇女中检测胶原产品的安全性。

（7）治疗前向医生咨询的时候，患者应详细告诉医生既往的治疗史。

仿若新生的神奇聚乳酸治疗效果

是填充，还是刺激生长？sheba把两种功能融于一身。聚乳酸及经特殊处理的人真皮注射美容是最近出现的高科技产物，sheba是这类产品的代表。与单纯填充完全不同，这种材料注入人体后，早期起到填充增加组织容量的作用。到了中、后期，它转换角色，成为组织生长的支架，人体组织沿支架进行生长，生长完成后，这些材料将被降解吸收，填充部位完全被新生的自体组织代替。如此"慢工细活"，美容效果绝对长久。

羟基磷灰石

羟基磷灰石，又称羟磷灰石，是钙磷灰石（$Ca_5(PO_4)_3(OH)$）的自然矿化物。但是经常被写成（$Ca_{10}(PO_4)_6(OH)_2$）的形式以突出它是由羟基与磷灰石两部分组成的。OH–基能被氟化物、氯化物和碳酸根离子代替，生成氟基磷灰石或氯基磷灰石。

人体高达50%的骨骼都是由均匀成分的无机羟基磷灰石构成，是广泛应用于仿真骨科和口腔科的新型物料。

整形美容多用于隆鼻、隆下颏。

结晶构造：六角晶系。

产品规格：粉末、多孔颗粒、块状（非标定型）产品 。

应用领域及用途：骨替代材料、整形和整容外科、齿科、层析纯化、补钙剂 。

分　　布：广泛存在于人体和牛乳中，人体内主要分布于骨骼和牙齿中，牛乳内主要分布于酪蛋白胶粒和乳清中。

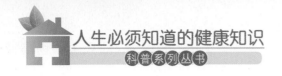
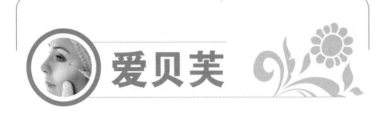

爱贝芙是怎样除皱的

爱贝芙主要由两种安全整形成分——PMMA微球和胶原蛋白组成。胶原蛋白作为结缔组织的主要基质，使皮肤恢复弹性。而PMMA是植入眼内治疗白内障的人工晶体，在面部注射除皱中，它的作用是促进胶原蛋白的增生。

爱贝芙的成分中有胶原蛋白，还有主要作用是维持除皱效果的微球，它可以不断地刺激人体使皮下胶原蛋白增生，起到永久除皱的作用。

对食疗、营养等有研究的人都知道，平时我们人体需要补充一些胶原类的东西。这样不仅可以维持我们机体所需的营养，还能使我们的皮肤光滑有弹性，经常食用胶原类食物的人皮肤上的皱纹相对于同龄人来说是非常少的。

这是什么原理呢？大家都知道，皱纹的产生一部分是跟我们生活的环境和生活习惯有关系。最主要的原因在于皮肤内胶原蛋白的含量会随着年龄的增长而逐渐降低，致使真皮层厚度减少，密度和弹性减弱，使皮肤出现皱纹、松弛等老化现象。

爱贝芙的成分中80%是胶原蛋白，还有20%是PMMA微球和0.3%的利多卡因，当爱贝芙被注射到真皮层后，胶原蛋白直接发挥作用，使皱纹消失。1~3个月后，当植入的胶原蛋白逐渐被人体吸收，PMMA也开始发挥作用，刺激人体内自身的胶原蛋白再生，继续保持祛皱效果，甚至使祛皱效果更为明显。

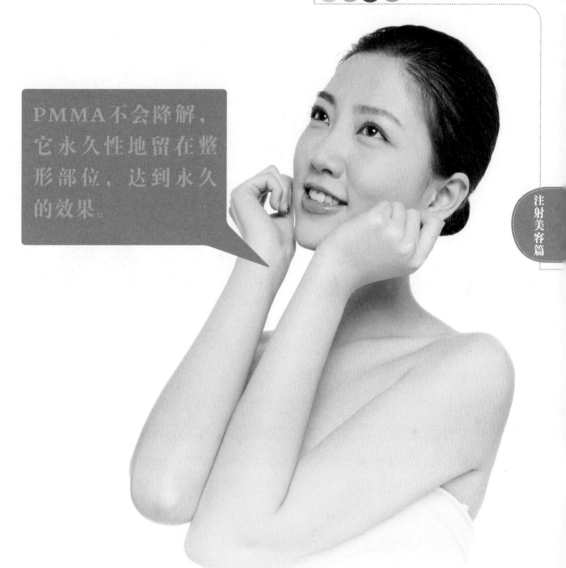

> PMMA不会降解，它永久性地留在整形部位，达到永久的效果。

爱贝芙注射后效果能维持多久

PMMA微球具有不同寻常的表面光滑度，可以刺激皱纹下面的成纤维细胞逐一包裹每毫升爱贝芙中所含有的600万个微球。因此PMMA会乖乖呆在需要祛皱的位置，不会发生移动。PMMA不会降解，它永久性地留在整形部位，达到永久的效果。

面部整形

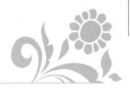

微整形中常用的 面部美学测量线

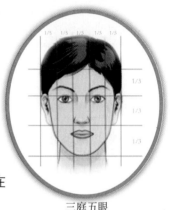

三庭五眼

第一条：眉头–鼻翼–口角，在一条线上。

第二条：唇峰–鼻翼–眼角–眉梢，在一条线上。

第三条：额骨结节–眉峰–颧骨（苹果肌高点），在一条线上。

第四条：双眉水平连线、鼻底水平线将面部纵径平分为3等份，称为三庭。

第五条：以眼睛长度为标准，用四条线将面部横径平分为5份（5只眼的宽度），简称为五眼。

第六条：鼻尖–上唇–下颏，在一条线上。

第七条：下颌骨缘从下颌角–下颏尖是一条光滑的流线。

第八条：面部侧缘应是一条圆润的流线。

第九条：眉头–眉梢在一条水平线上，这条线也是上、中庭的交界线。

第十条：下庭以唇裂水平线分，上面占三分之一，下面占三分之二。

用这些线条去量一下你的面部看是否达到了美学标准，如果达到了，你就是标准的美女，如果哪条线没达到，也不用懊恼，你可以加入微整形的队伍，做个"人造美女"。如果因为岁月流失，蚕食了你的花容月貌，微整形就是你最好的帮手。

面部各部位名称及五官比例

化妆主要是在人体头面部客观条件的基础上实施的技巧,因此化妆师必须了解面部各部位的名称及有关知识,做到心中有数,有的放矢,从而达到预期的效果。

(1)额:眉毛以上至发际线的位置。

(2)眉棱:生长眉毛的鼓突部位。

(3)眉毛:位于眶上缘的两束弧形的短毛。

(4)眉心:两眉之间的部位。

(5)眼睑:环绕眼睛周围的皮肤组织,其边缘长有睫毛,俗称"眼皮"。眼睑分为上眼睑和下眼睑。

(6)眼角:亦称眼眦,分为内眼角和外眼角。

(7)眼眶:眼皮的外缘所构成的眶。

(8)鼻梁:鼻子隆起的部位,最上部称鼻根,最下部称鼻尖。

(9)鼻翼:鼻尖两旁的部位。

(10)鼻唇沟:鼻翼两旁凹陷下去的部位。

(11)鼻孔:鼻腔的通道。

(12)面颊:位于脸的两侧,从眼到下颌的部位。

(13)唇:口周围的肌肉组织,通常称"嘴唇"。

(14)颌:构成口腔上部和下部的骨头和肌肉组织,上部称上颌,下部称下颌。

(15)颏:位于唇下,是脸的最下面部分,俗称"下巴颏儿"。

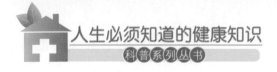
头部的"型"与面部的"型"

微整形的目的之一就是通过填充注射,调整头面部形体特征,从而加强立体感。因此注射前,我们首先要了解头部及面部的基本形态特征。

(一)头部的"型"

由于人的种族的不同,头颅大致可分为两大类:长头颅型和圆头颅型。白色人种、红色人种及黑色人种属于长头颅型,长头颅型的人种面部比较鼓突、立体。黄色人种属于圆头颅型,圆头颅型的人种面部较圆润、扁平。在注射造型中,可以发挥不同头颅型的优势,以弥补弱势。

(二)面部的"型"

我们可将头部视为一个存在于空间的立方体,面部则是其中的三个面。由此可知,面部是有转折变化的。由两眉峰分别向下作一垂线,这两条线称之为轮廓线。两条轮廓线之间的面为内轮廓,内轮廓以外的面称为外轮廓。通过认识面部的转折关系,就可以通过不同部位的"雕塑",将圆润、扁平的面型塑造成圆润与立体相结合的面型。

美容秘方:玻尿酸、胶原蛋白、伊维兰注射隆鼻、隆下颏、隆眉弓、隆苹果肌;玻尿酸、胶原蛋白双颊松弛提升。肉毒素瘦脸/肉毒素下颌缘提升。

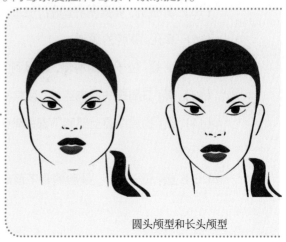

圆头颅型和长头颅型

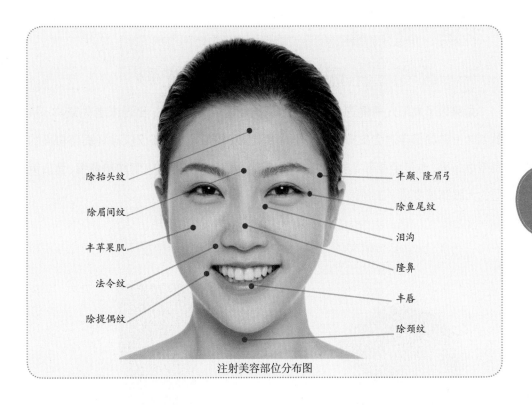

除抬头纹

除眉间纹

丰苹果肌

法令纹

除提偶纹

丰颞、隆眉弓

除鱼尾纹

泪沟

隆鼻

丰唇

除颈纹

注射美容部位分布图

五条夺走青春容颜的线

（1）泪沟；　　　（2）泪沟延长线；　　　（3）法令纹（鼻唇沟）；

（4）提偶纹；　　　（5）下颌缘曲线。

让美貌从脸上塌下去的五个部位

（1）太阳穴（颞部）塌陷；（2）眉下垂（眉弓塌陷）；（3）颧骨上（苹果肌）塌陷；

（4）口角下塌陷；　　　（5）面颊塌陷。

设想一下，如果能像做雕像一样用艺术家的双手重塑我们的身体，哪里多一些，哪里少一些，我们将变成怎样令人惊叹的完美艺术品呀！微整形从某种意义上讲就可以达到这样的理想效果。

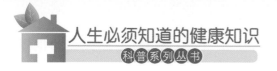
丰颞、隆眉弓
——改变三角眼，让眼睛重放光彩

如果没了太阳穴两侧饱满的支撑，眼角会过早耷拉下来，出现未老先衰样。从解剖学上讲颞部丰满会支撑面部皮肤紧绷上提，颞部塌陷，不仅仅破坏面部侧面的完整线条美，也是全面部下垂的起点，再加上眉弓玻尿酸流失，脂肪垫萎缩，昔日美丽的大眼睛就变成了三角眼，再也没了神采。

美容秘方：玻尿酸、伊维兰、胶原蛋白颞部填充+眉弓填充。

适应人群：颞部塌陷、眉下垂、眼角下垂者。

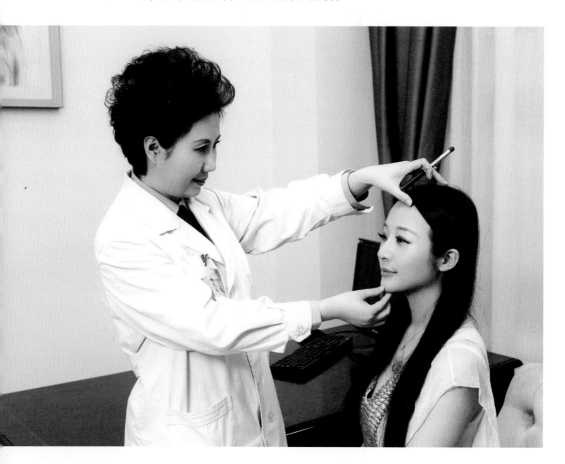

丰满苹果肌——甜美自然在你脸上绽放

苹果肌也称笑肌,可让脸颊呈现漂亮的曲线,笑起来更甜美。苹果肌的位置在下眼睑–鼻梁–颧骨形成的倒三角区,婴儿至青春期特别发达,饱满光泽喜盈盈很可人。随着年纪增长,胶原蛋白、透明质酸、弹力纤维慢慢流失,苹果肌渐渐凹陷,下垂,人就显得日见憔悴,两眼无神,一副苦相。

丰满苹果肌是近年来中韩明星最热衷的美容项目,也不失为一种回春的有效方法。

美容秘方:透明质酸、胶原蛋白注射填充,只需1~2个小针眼就搞定了。

适应人群:先天中面部凹陷、面部老化形成的中面部萎缩者。

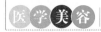

注射美容篇

提升下垂面颊——拒绝木偶脸

东方人心目中的美人脸形应是鹅蛋脸和瓜子脸,年轻美丽的标准之一就是皮肤紧绷有弹性。可是到了中年之后,我们的脸形就会在不知不觉间发生质的改变。原本上宽下窄的瓜子脸和鹅蛋脸,慢慢变成了上小下大的鸭梨形和正三角形,下颌松松垮垮,额颞部干瘪塌陷、口角出现了一条纵形的沟——木偶纹,更加重了面部下垂的视觉感觉,看上去就像木偶小叮当的脸。

美容秘方:玻尿酸、胶原蛋白联合肉毒素注射。

适应人群:面部松弛下垂、口角外下形成木偶纹者。

注重整体效果——鼻微雕

完整的鼻部整形并不是简单的隆鼻(垫高鼻梁),而是从鼻根、鼻背、鼻小柱、鼻翼以及鼻额角、鼻延长的鼻部整体塑形,甚至要动用我们的耳软骨、肋软骨、医用假体。

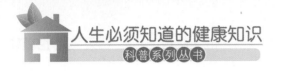

这么多部位一次整形，怕疼的还要上全麻，术后要有7~10天的休息来愈合伤口，消肿散瘀，方可正常上班。

这时我们禁不住就想到了微整形，几个小小针眼，就让这一切搞定，不用多休息，第二天您就能正常上班，让家人、让同事投来"异样目光"，"原来怎么没注意到她的鼻子这么好看呢？"心里琢磨，就是不敢开口问，您则偷着在心里乐吧。

美容秘方：伊维兰、玻尿酸、胶原蛋白注射。

适合人群：鼻梁低、鼻子短小、鼻尖矮、印堂塌陷者。

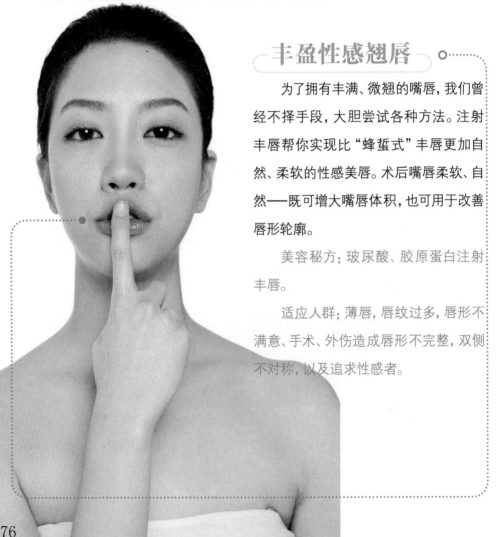

丰盈性感翘唇

为了拥有丰满、微翘的嘴唇，我们曾经不择手段，大胆尝试各种方法。注射丰唇帮你实现比"蜂蜇式"丰唇更加自然、柔软的性感美唇。术后嘴唇柔软、自然——既可增大嘴唇体积，也可用于改善唇形轮廓。

美容秘方：玻尿酸、胶原蛋白注射丰唇。

适应人群：薄唇，唇纹过多，唇形不满意、手术、外伤造成唇形不完整，双侧不对称，以及追求性感者。

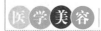

下颏微翘——翘出完整美学线，翘出小小"美人窝"

构成口腔上部和下部的骨头和肌肉组织，上部称上颌，下部称下颌。在嘴唇旁与下巴之间那个恰到好处的小窝叫美人窝，也常被称作酒窝。

颏俗称"下巴颏儿"，医学上称为下颏，由左右对称的下颌骨构成，位于两耳下的称下颌角。我们的面部正面观时纵轴三等分称为上中下三庭。唇裂以上称上颌，占下庭的三分之一；唇裂以下称下颏，应占三分之二。侧面观时，鼻尖–下唇–下颏尖应在一条直线上，另外下颌缘从耳下至颏尖应为一个光滑流畅的线条，如果下颏短小后缩、咬肌肥大、面部下垂都会影响下颏的美感。

美容秘方：玻尿酸、胶原蛋白注射。

适应人群：单纯下颏短小或后缩者可注射玻尿酸、胶原蛋白、伊维兰等填充物，合并下颌缘松弛、咬肌肥大时应结合肉毒素注射瘦脸及下颌缘提升。

面颊部填充术

很多太过消瘦的人面颊总会呈现凹陷的形态，虽然这可能明显给人以清瘦的观感，但同样也会呈现一种营养不良或患有慢性消耗性疾病的感觉。同时面颊凹陷会显得颧骨很高，这也会影响面部美观，显得较年老。面颊部填充术就是解决面颊凹陷问题的手术方法。

面颊部填充术适应证：面部消瘦而使颧骨过高和有显著缺陷者。

额部填充术——天庭更显饱满

中国传统审美观念觉得，宽丰的额头具备聪敏之相。光洁饱满的额头乃面部整体曲线美的首要条件。若是额头扁平、凹陷就会看上去整个人显得呆板、缺少亲和力，丰额术的目的就是要使天庭更显饱满靓丽。

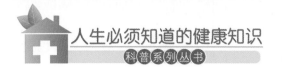
皮肤美学标准

皮肤是人体最大的器官，它完整地覆盖于身体表面，皮肤不仅是一个包装器官，而且还是一个审美器官，能够传递人体美的各种信息。健康的皮肤体现了一个人的整体美，使人容光焕发，富有青春的魅力。皮肤也是其他器官最表浅的组织，最能衬托出局部器官的魅力。皮肤的疾患和缺损会严重影响着外观并会损害到深部的组织和器官。皮肤完整和健美是人体美的第一步。

（1）肤色：一般认为正常自然的肤色就是美，中国人大多数民族为黄种人，以黄白透红的皮肤为美，青年女性则以白嫩、红润的肤色为美。

（2）光泽：皮肤光泽发亮、容光焕发，这是生命活力的象征，能给人以美感。

（3）质地：柔韧而富有弹性。

（4）细腻：皮肤表面不粗糙，无皱缩，触摸细腻。

（5）滋润：皮肤表面形成适度的皮脂膜，既不干燥，也不油腻。

（6）活力：肌肉丰满，富有活力，面部皮肤表情丰富。

（7）耐老：皮肤不易衰老。保持适度的营养和良好的精神状态，可延缓皮肤老化。

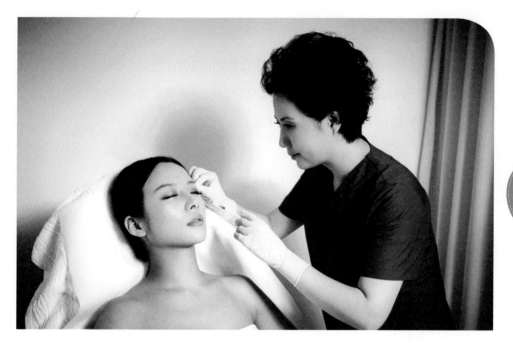

注射剂会引起过敏吗

　　注射填充物在使用上相当安全,过敏的概率非常低,一般而言不需要先做皮肤的敏感测试。

注射美容会有哪些并发症

　　正常情况下,都会出现几天轻度的肿胀、疼痛;严重时出现动脉栓塞、纤维化及肉芽组织形成、局部血肿甚至感染、患者的焦虑及异物感等。

注射填充物时需要麻醉吗

　　一般不需要麻醉,若患者提出要求,可在注射部位皮肤表面使用麻醉药膏,麻醉药膏可适当涂厚些,并用薄膜盖在表面以保持药膏的湿度。麻醉药膏需在皮肤表面保留不少于40分钟。

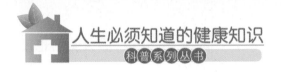
注射填充物会扩散吗

填充物在正常情况下是不会发生扩散位移的,只有注射后3天内,为了塑形对注射局部施压才可轻度位移,但饮水量的变化会引起玻尿酸发生很小但可以察觉的变化(如膨胀或皱缩),轻度按压会使其平复。

微整形注射后多久可看到治疗效果

注射后立刻可看到填充及提升的效果。随后的3~5天,注射局部会有轻度的肿胀,个别会有少量瘀血青紫,1~2周后填充物会与人体组织相融合,实现完美的塑形效果,皮肤也会越来越好,显现保湿美白效果。

注射后外观如何

注射后,部分患者治疗部位可能会出现轻度发红、肿胀、触痛、瘀青或瘙痒。多数患者的不适感会在注射后几天内消失,少数患者的症状可能会持续几天至一周,若不适感持续存在,请向医生咨询。

注射美容后的注意事项

注射玻尿酸后,可能会产生暂时性的轻微发红、肿胀、瘙痒现象。但这些不适应的情况通常会在几天后消失。但是在注射玻尿酸后,还应该注意以下几个方面:

(1)在注射玻尿酸后的24小时内,为了让形状固定,要避免接触注射的区域。

(2)不要在注射的部位冰敷或热敷。

(3)注射后短时间之内要避免做剧烈运动。

(4)注射后维持一般基础保养程序,不要特别在治疗部位按摩。

(5)注射后要暂时避免做"热敷"。

（6）如果有服用阿司匹林或其他类似药物，可能会增加瘀青及流血的情形。

（7）做玻尿酸丰唇，术后一周内进食尽量不要碰到嘴唇，避免因进食过冷或过热的食物，使玻尿酸流失加快。

面部注射后还可做激光美容吗

一般来说注射后需经过一个月后再行激光治疗，特别热的治疗，如射频、束激光最好不在治疗部位做，因热作用会加速填充物的分解吸收速度，缩短持续时间。

注射溶脂减肥是怎么回事

身材是女性体现自我最直接的语言。作为女人，脸蛋长得再完美，但如果体态不好，就称不上是一个地道的美女。在"窈窕淑女，君子好逑"的年月里，如何不费吹灰之力便拥有苗条身段，这直接考验着每一个女人的瘦身功夫！

然而，真正的瘦身功夫则是：既要瘦得马到成功，又要瘦得凹凸有致，更要瘦得舒舒服服，这才是瘦身的最高境界！

什么是美速注射溶脂减肥

美速（Mesotherapy）注射溶脂减肥是近年来风行欧、美的新医学美容技术，它通过特殊的注射手法，将含有减肥成分的液体直接注射到人体的皮下脂肪层，从而将皮下脂肪溶解，再利用振动的作用加速药液反应，使脂肪细胞发生萎缩、破裂，然后自行调节代谢到体外，从而可以达到整体减肥、局部塑身的目的。消除身体的多余脂肪、解决掉橘皮组织，促进血液及淋巴循环，使皮肤恢复光滑弹性，纤体瘦身。

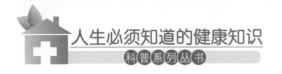

美速注射溶脂适用于身体的哪些部位

任何想瘦下来的身体部位都可以使用美速注射溶脂减肥法，如：手臂、大腿、腰腹等，除塑身的功效之外还可以有消除橘皮组织、拉紧肌肤、消除眼袋和双下巴的作用。不良吸脂术后的修复也非常适合使用这种方法。

美速注射溶脂减肥治疗的原理是什么

对皮肤而言，绝大部分的药物都能透过表皮达到真皮或皮下脂肪，可是不管传统的外用药物或口服制剂，真正达到目标部位时浓度其实都很低了。为了提高到达中胚层的药物浓度，最直接也最有效的方法其实就是注射。美速（Mesotherapy）注射溶脂减肥治疗的原理是将含有减肥成分的液体以针剂的形式，直接注入人体的皮下脂肪层，将皮下脂肪溶解。当药物通过皮下组织时，刺激局部脂肪细胞内的脂肪酶数量增加，继而刺激蛋白质的活化，使细胞内的脱氧核甘三磷酸转化成脱氧核甘酸，促使脂肪的活化而增加切断脂肪酸，使其分解成细小状态，随着身体的新陈代谢由淋巴系统排出体外。

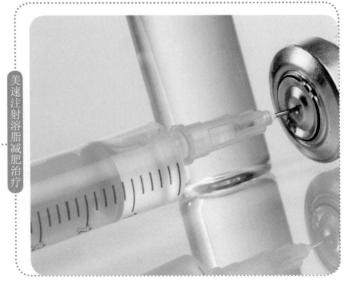

美速注射溶脂减肥治疗

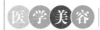
美速注射溶脂减肥有副作用吗

与传统治疗法，例如局部抽脂、拉皮或去眼袋手术等相比较，美速注射溶脂减肥算是一种较不具侵入性的治疗方法，因此产生的副作用也较少。不过没有任何治疗是完全不会产生不良反应的。常见的不良反应包含有局部肿胀、血肿、感染，患者晕眩或对注射药物的过敏，等等。因此，我们要慎重选择医疗机构与医生，要在与医生充分沟通对治疗方案谨慎的评估之后才可以达到安全的治疗效果。

美速注射溶脂减肥会不会痛

会有一点不舒服的感觉，医生会在膨胀溶脂液中加入适量的麻药。全过程中，患者是舒服地躺在床上，医生会经常询问患者在注射时的感受，以便调整麻醉药品的剂量和注射手法。

美速注射溶脂减肥是如何进行治疗的

无论是什么治疗方法，安全一定是最重要的。为了保证治疗的安全性，对注射药液的过敏反应测试是必不可少的第一步，还要确定患者的肥胖类型以便医生对症治疗。

确定无过敏后，经过严格培训的专业医生会通过特殊注射手法，将溶脂药液缓慢地导入脂肪堆积区域。

注射后，医生会再次将患者的治疗部位消毒，盖上无菌毛巾，结合紧肤仪器进行振动按摩，将使药液均匀地在脂肪层分布，通过振动松解局部的脂肪组织，使脂肪与药液充分融合。

为了维护减肥效果，后期的健康保养也是必不可少的。医生会给出针对个人情况制订出的个性化的饮食、生活计划，您只需要严格按照医生的计划去做，养成良

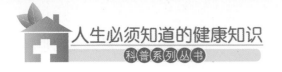
好的生活习惯,瘦身效果就会长久维持。

美速注射溶脂减肥治疗全过程约需30分钟,患者可能会有极轻微的痛感,不过因为针头相当细小,加上注射药品可加入局部麻醉剂,通常并不会觉得特别不舒服,有点像小蚂蚁在咬你的皮肤,完成后可实时恢复日常工作。治疗后4~7天就开始见效。5~10个疗程就能消除身体肥胖。

美速注射溶脂减肥的效果能维持多久

虽然注射溶脂减肥法可以让你快速塑身见效,但是也并不意味着一劳永逸。在术后相当长的一段时间里,最好还是养成良好的饮食习惯,建议患者把健康减肥的全程化管理托付给专业的医务人员,以保持治疗的效果。

美速注射溶脂的药物成分

注射到脂肪层中的减肥药并不只是一种,美速注射溶脂减肥可视为一种或多种药物的鸡尾酒注射疗法。注射液可以是溶解皮下脂肪的药物,如磷酸胆碱或玻尿酸酶等,也可混合包含各种维生素、各种植物萃取物等。医生会根据患者的具体情况配比药液,可以说不同的人所用的药液是不同的。但是不用担心,这些药液都是合法的、安全的。

美速注射溶脂的禁忌证

并不是所有人都能接受美速注射溶脂减肥法,治疗前医生会为患者做一个相关的检查以排除治疗的禁忌证,例如:已知对于注射药物容易过敏的患者和皮肤溃烂发炎的人是不能接受治疗的。即将怀孕、已怀孕及产后母乳哺育的准妈妈和妈妈们也不适合,糖尿病、中风、血液病、癌症、心脏病患者更是禁用。

BOTOX——岁月痕迹一针了之

据美国美容整形外科协会(ASAPS)网站的调查表明,在美国美容整形手术数量明显增加。其中:隆胸术增加25%、吸脂减肥术增加23%、眼睑美容手术增加15%、增加最多的是BOTOX注射除皱术,为142%。BOTOX是什么东西?为什么会有如此魅力而使人们趋之若鹜?

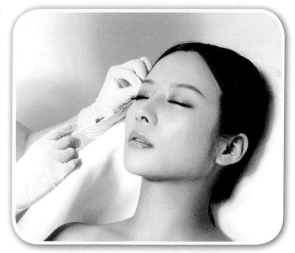

注射美容篇

1989年,A型肉毒杆菌毒素正式注册为商品,商标为"BOTOX",并被美国食品药品管理局(FDA)核准用于12岁以上人群的肌肉张力性疾病,如斜视、眼肌痉挛等的治疗,近几年才被用于美容整形,主要是治疗面部皱纹。

BOTOX注入产生皱纹的肌肉内,会阻断神经递质乙酰胆碱的释放,从而使肌肉张力下降或是肌肉瘫痪麻痹,皱纹也随之而逐渐消失,皱纹祛除效果颇佳,特别是对额纹、眉间纹、鱼尾纹;操作简单,几乎无痛苦,无肿胀淤血;见效快,不发生过敏反应等,故这种除皱方法推出后,被许多求美者所接受。

BOTOX注射除皱操作非常简单,就是在皱纹的局部选择几个点,通过微量注射器,将适量的BOTOX分别注入每点的肌肉内,随后肌肉的活动减弱,24小时后肌肉停止运动,皱纹也随之而消失,6个月以后可重复注射,一年后每年可注射两次。

肉毒素除皱适用人群和禁忌人群

肉毒素除皱术是比较常见的面部除皱方法,和电波拉皮、胶原注射等手术相比,肉毒素去皱确实是目前国际上最先进的祛皱技术。它的优点在于损伤小、无创

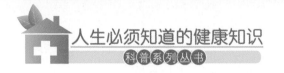
伤、不影响工作、见效快。其手术操作只需要在皱纹处注射一针肉毒素，3~14天后皱纹就会逐渐展平。那么肉毒素除皱究竟适用于哪些人群呢？

①由于肌肉收缩引起的面颈部皱纹。②用于轮廓美容和改善动态，如瘦脸、瘦腿、矫正口角下垂等。③治疗腺体疾病与创伤，如多汗症、流涎症等。④治疗头颈部肌张力障碍，如面肌抽搐症等。⑤在美容眼科中的应用，如改善眉形、斜视、眼球震颤。⑥其他如磨牙症、腋臭等。

但是，肉毒杆菌毒素针对一些特殊人群存在着副作用，以下5类人群禁忌使用肉毒素除皱：

①上睑下垂患者。②孕妇、哺乳期、体弱者和12岁以下儿童。③重症肌无力症、多发性硬化症患者和过敏体质者。④心肺肝肾脏器疾患、肺结核、血液病、结缔组织病、神经肌肉疾病患者禁用。⑤局部感染、发热或急性传染病患者。

自体成纤维细胞移植技术

随着社会经济的发展和社会交往的增多，人们对皮肤的要求越来越高，更加注重容光焕发的"面子"。健康的皮肤光滑而富有弹性，并且有着旺盛的新陈代谢功能。生命起源于细胞，皮肤的弹性主要来源于皮肤真皮层能分泌胶原蛋白的成纤维前体细胞。而成纤维前体细胞是由皮肤干细胞分化形成的。所谓干细胞，是一种具有多分化潜能和自我复制功能的早期未分化细胞，在特定条件下，它可以按一定的程序分化，形成新的功能细胞，因此医学上称其为"万用细胞"。

随着年龄的增长，成纤维前体细胞的数量会因皮肤干细胞的衰减而减少，同时分泌的胶原蛋白也会减少，皮肤的生理活性降低，弹性变差，就出现皱纹和皮肤粗糙的衰老变化。传统的美容除皱方法有注射异物填充疗法、肉毒素注射以及手术皮肤提升术等方法，但是这些方法各有所长，同时也都存在一定的优缺点。

自体成纤维细胞美容除皱术采用受术者自体的皮肤组织，通过生物工程技术，

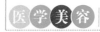

从中分离出皮肤成纤维细胞,再放到专门的无菌、无病毒的培养液中培养,待成纤维细胞达到一定数量级后,再回输到受术者需要除皱部分的真皮层下。这种具有生理活性的自体成纤维细胞就能够分泌胶原蛋白,使真皮层胶原蛋白含量增加,从而恢复皮肤弹性,舒展皱纹,驻颜美容,再现女性的青春魅力。

自体成纤维细胞移植技术是取自身耳朵后的皮肤(3个直径3mm的微孔),分离出其真皮中的成纤维细胞,经过平均50天的体外培养扩增,达到以下放行标准:细胞浓度$1.0×10^7$~$2.0×10^7$个/mL,细胞活性≥85%,细胞纯度≥98%,胶原蛋白含量≥15.0mg/($1×10^6$cells),革兰氏染色、细菌学检测,支原体检查阴性,内毒素≤25EV/mL,即可注射到面部皱纹部位的皮肤真皮乳头层。此层纤维细胞在真皮内继续存活,产生纤维和基质,从而达到填充凹陷和皱纹,改善皮肤弹性的目的。

肉毒素除皱后注意事项

肉毒素注射术后,切不可掉以轻心,认为万事大吉,明日就可变得魅力四射了。一定要了解以下注意事项。

①注射后3~4小时不能平卧。②注射处2~3小时不做任何处理,3天内不对注射部位按摩,以免扩散。③24小时内不能沾水,不能化妆。④2周内使用氨基糖苷类抗生素(庆大毒素,卡那毒素,新霉素、链霉素)、青霉胺、奎宁、环孢素、吗啡、钙离子传导阻滞剂者慎用,此类药物可增加BOTOX毒性。⑤适当冰敷,不吃辛辣刺激食物。⑥如有不适应及时就诊。

(本章编者:张华、罗羽、任晋华、谷廷敏、张菌)

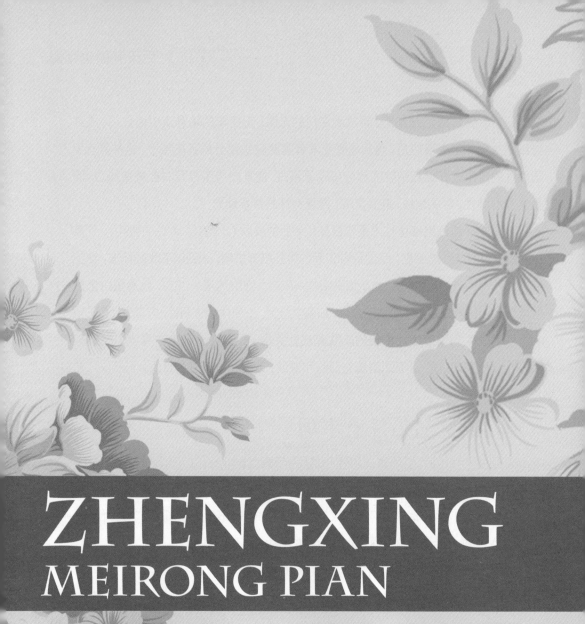

ZHENGXING
MEIRONG PIAN

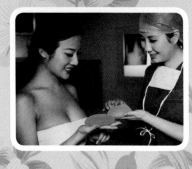
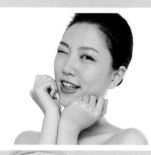
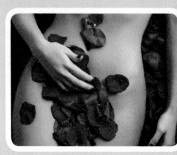

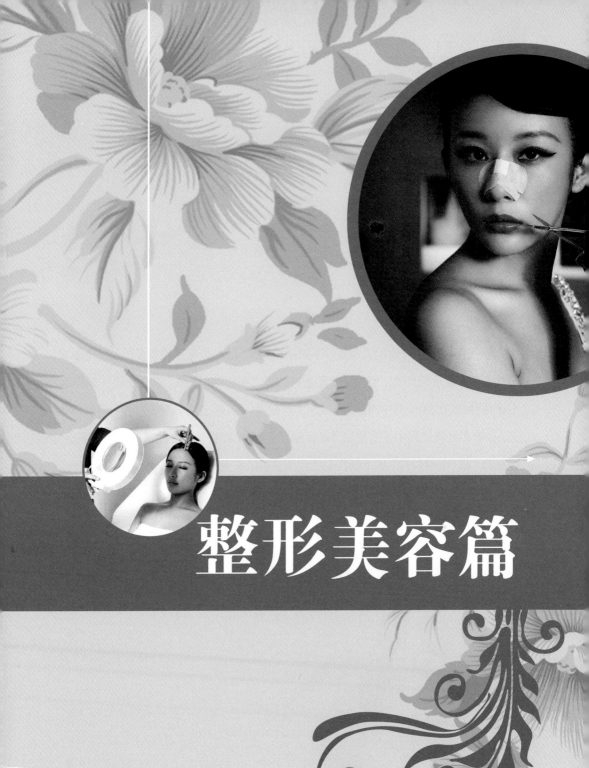

整形美容篇

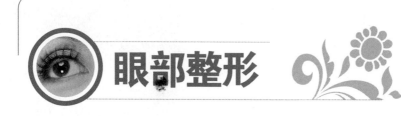

眼部整形

单眼皮如何变双眼皮

现在就看看你身边的人或翻一下家中的照片，数一数亲朋中有多少人是单眼皮，又有多少人虽是双眼皮，但却又会随着睁眼而"变回"单眼皮。你会发现一多半都在上述两种情况之列。其中原因是什么，为何欧美人双眼皮居多呢？由于我们都属黄种人，多数在发育过程中没有形成"双眼皮那条线"，即医学上说的重睑皱襞，所以"小眼美女"和"小眼帅哥"基本都在包括我国在内的东亚地区产生。

要想知道怎样把单眼皮变双眼皮，就得从天然双眼皮的形成原理说起。正常人在睁眼时的动力来源于一个叫作"提上睑肌"的肌肉，提上睑肌附着在睑板上，肌肉一收缩就能达到睁眼的目的。对于双眼皮的人来说，他们的提上睑肌有一部分发出了分支，与上眼皮的皮肤连接，这样在睁眼时收缩的提上睑肌不仅让眼睑提起来，也让附

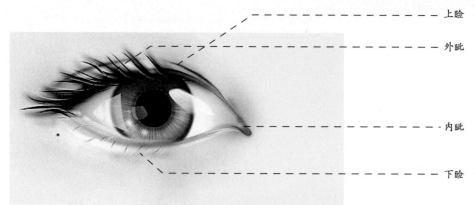

上睑

外眦

内眦

下睑

着处的皮肤向上动起来，从而形成自然的双眼皮。而单眼皮的人就没有这个重要的"分支"。正因如此，如果我们能造出这么一个分支或形成与这个分支相同的作用，就可以人为造出双眼皮了。

一般我们通过两种方式形成双眼皮：切开法和埋线法。东方人的眼睑解剖特点是眼皮较厚、包裹脂肪的筋膜组织松，眶隔内脂肪较多，上睑提肌腱膜较薄。我们常见的"肿眼泡"就是一个东方人眼睛的典型，其形成原因是眶隔内脂肪过多或向下脱垂。正是因为东方人的眼睛有上述特点，一般东方人做双眼皮手术应以能去除多余皮肤和脂肪的切开法为主。而埋线法对于求美者的眼形有如下的要求：上眼皮没有明显松垂（皮肤不多）、不是肿眼泡（不用去除脂肪）、睁眼有力（无上睑下垂），三者全部满足才能考虑做埋线双眼皮。但是另一方面，如果一个求美者可以做埋线法双眼皮，那么她也一定适合做切开法，也就是说切开法适用于所有人，但埋线就苛刻多了。近年来因为求美者对于微创和美观的双重要求，整形医生也将两种方法结合，发明出一种"组合术式"，即对于有肿眼泡但又害怕手术切开的人群可以先在上睑中外份开一个2~3mm的切口，通过该切口取出部分多余的脂肪，再做传统的埋线法双眼皮。总之，最终决定手术方法的既不是整形医生也非求美者本人，而应是求美者的实际情况和现有的医疗技术水平。

什么人不适合做双眼皮手术呢？眼睛局部有急性或慢性炎症的人，如结膜炎、角膜炎、麦粒肿患者暂不应手术，要待炎症控制后再行手术。另外，对于手术效果抱有不切实际想法的患者也是禁忌，例如拿着某明星照片来要求医生把她做成明星的眼形但其基本条件又不适合的求美者。

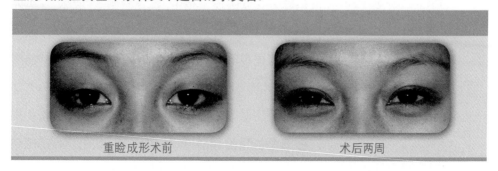

重睑成形术前　　　　　　　　术后两周

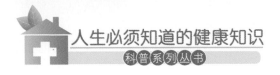

上了年纪，明眸变成"三角眼"怎么办

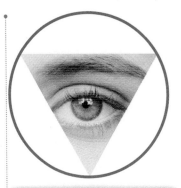

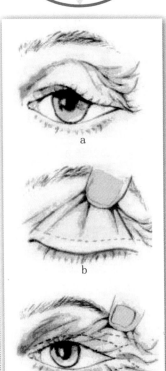

上睑皮肤松弛手术示意图
皮肤松弛(a)，
设计重睑线(b)，
拟切除松弛皮肤(c)。

李女士年轻时是出了名的"电眼美女"：大眼睛、双眼皮、翘睫毛，但如今，年过不惑的她再也没有了昔日的高回头率，主要原因就在于曾经令她自豪的大眼睛没有了往日的光辉。双眼皮仅限于靠近内眼角的一小部分了，大部分都被上方松弛下垂的皮肤给盖住，曾经上翘的睫毛也指向地下，总给人睡不醒、不精神的感觉。和自己年龄相仿的老公本来就长得年轻，一起出门总被陌生人认为是姐弟俩；才上高中的儿子也不愿意让老妈去开家长会了，因为别人的妈妈看起来要比李女士年轻。

为了摆脱"三角眼"带来的失落感，李女士来到武警总医院美容中心咨询，专家告诉她，其实只要做一个小小的手术，就能让她恢复年轻时的眼形，手术名称叫作"上睑松垂矫治术"。这类手术有两种做法：其一也是双眼皮手术的一种，即通过双眼皮的手术切口去除部分多余的松垂的皮肤，必要时也可去除部分多余的上睑脂肪，这种方法的优点是切口隐藏在双眼皮皱褶中，真正做到了"无痕"。另外还可以根据求美者的要求改善双眼皮的形态，如果求美者是多重睑，即通常见到的"三眼皮"或"四眼皮"，这种方法就能让其恢复"双"眼皮；另一方法是从眉下做切口去除多余的上睑皮肤，使被松垂皮肤遮住的重睑线显露，眼睛变大。如果切除范围包

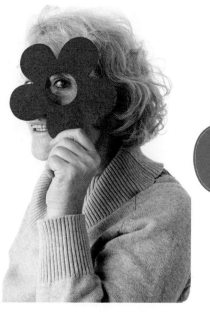

括部分眉毛还可起到调整眉形的作用,例如有些纹眉后对眉形不满意或文绣位置、宽度不佳者可通过这类手术在一定程度上调整眉形。

做完这类手术后应注意些什么呢?像其他眉眼部整形手术一样,术后做好护理也可有效缩短术后恢复时间。

(1)术后加压包扎4~5天后,拆除缝线即可。

(2)禁食辛辣及刺激性食品。

(3)术后局部肿胀1~2周。建议您应用抗生素3~5天预防感染,外用抗生素眼膏涂抹切口。

(4)6天之内尽量避免手术部位沾水,保证清洁防止伤口感染。患处若有血痂或分泌物,应及时采取相应护理措施,严格按照专业医生嘱咐服药及复诊。

(5)术后6天之内严禁用手碰触伤口,以保证手术部位的清洁。

长了眼袋只能做手术么

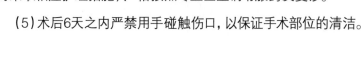

眼袋往往是一个人开始衰老的象征,爱美的女性一旦在镜子里发现自己有了眼袋,保证立马花容失色。那么发现眼袋该怎么办?不必担心,现在美容医学水平已发展到一个较高的水平,包括非手术的肉毒素注射和手术眼袋去除等整形方法就可以让你快速摆脱眼袋的困扰。

什么是眼袋呢,很多人常常把卧蚕误认为眼袋,所谓卧蚕,是紧邻睫毛下缘一条3~4cm长的条状隆起物,看起来好像一条蚕宝宝横卧在下睫毛的边缘(下图蓝线区域)。但从下眼眶开始往下产生的突起则属于眼袋了(下图红线区域)。大多数有卧蚕的人看起来好像眼睛会笑,是十分有魅力的眼睛,与眼袋问题截然不同。一般

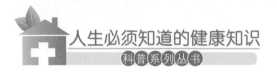

来说，卧蚕是年轻的象征，它是眼轮匝肌的一部分，当笑起来眼微眯的时候，就好像有两条蚕宝宝横卧在睫毛下的眼皮内缘，笑的时候，更能显出电眼魅力，像罗志祥、蔡依林等年轻明星都有；而眼袋则常是眼睛长期过度疲劳或年纪较长的结果，眼睛周围的皮肤及皮下的肌肉层因老化松弛，当然支撑脂肪的结缔组织(筋膜)也会跟着松弛，而当阻挡脂肪膨出的筋膜松了，眼袋就产生了。

在韩国，有不少女明星专门为了拥有卧蚕，使眼睛更具有魅力，而去做相关的手术。然而有些女孩却把卧蚕当成眼袋，甚至要用化妆品修饰或者是手术来彻底祛除。通过眼袋除皱可以有效地消除眼袋，实现面部塑形，在眼袋去除方法中，祛脂去眼袋是一种效果比较好的模式，它对于不同的眼袋类型有不同的手段，效果确切，而且是永久性的。其通常有内切法和外切法两种。

眼袋祛除术前设计

（1）外切口法眼袋整形术：即传统的标准去眼袋手术方法。手术时切口沿下睑睫毛下缘至外眦沟，经切口分离后切除膨出的眼袋脂肪。同时拉紧下睑皮肤，切除多余的下睑皮肤，去除下睑皮肤皱纹。该法切口隐蔽，愈后1~2个月就很难看出切口痕迹了。该法主要适用于下睑皮肤松弛型和下睑眼轮匝肌肥厚型(假性眼袋),主要表现为下眼睑皮肤松弛并出现皱褶,眶隔脂肪可有膨出或不膨出,有时眶脂较少反而萎缩而呈轻度的凹陷状态,或与家族遗传有关的下睑眼轮匝肌肥厚超出了正常的卧蚕大小。

(2)内切口法眼袋整形术:为目前比较流行的眼袋整形术,它是经下眼结膜囊内小切口将眼部脂肪祛除。因而皮肤表面无任何切口,深受青年患者欢迎。该方法主要适合于眶隔脂肪突出型,即由于眶隔膨出所致的典型眼袋、无下眼睑皮肤松弛与皮肤皱褶者。

做眼袋切除手术应该注意些什么呢

(1)手术前两周内,请勿服用含有阿斯匹林的药物,因为阿司匹林会使得血小板凝固的功能降低,增加术中出血的机会。

(2)患有高血压和糖尿病的患者,应该在初诊时向医生详细告知病情,以便应诊大夫确认手术方案。

(3)手术前确定身体健康,无传染性疾病或其他身体炎症。

(4)术前不要化妆,术前彻底清洗面部。

(5)女性要避开月经期。

(6)眼袋切除手术后注意事项:术后常见眼周轻度水肿,术后两天局部冷敷,第三天后改为热敷,可减轻瘀血水肿程度,有助于水肿消退。外切口法眼袋整形术后因眼轮匝机松弛,失去正常张力,有个别病例术后一段短时期发生轻度外翻,这种情况一般在术后2~3个月能恢复正常。

由此可见,手术祛除是对付眼袋最有效的方式。

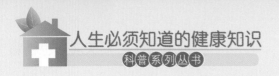
"蒙古皱襞"——眼睛无神的元凶

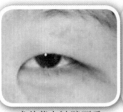
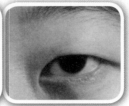

术前蒙古皱襞严重

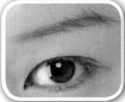
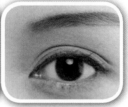

单纯的重睑手术并
没有达到最佳效果

开眼角术后，眼睛
变大，眼形柔美

先来看一下这组照片，这是一位女孩做双眼皮手术前后的对比照片。效果是显而易见的，之前的单眼皮变成双眼皮，眼睛宽度也变大了不少，可是总觉得哪里还有点不如意，看起来还是无神，其根本原因就在于内眼角处的皮肤皱襞拉开了眼距，给人一种无神、呆滞的感觉，我们把这个皮肤皱襞叫作内眦赘皮。

内眦赘皮是指在内眦角前方自上而下呈顺向性或自下而上呈反向性蹼状皮肤皱褶，是东方人眼睛的特征之一。内眦赘皮，它可以掩盖内眦角的正常外形，并可遮挡一部分视线，影响眼睛的美观。为了使眼睛更加美丽动人，可以进行内眦赘皮矫正。

1.内眦赘皮矫正手术

内眦赘皮矫正一般也称为开内眦手术，通俗称"开内眼角"。表现为内眦处有一垂直向的皮肤皱襞遮盖内眦角及少许球结膜，多为先天性，少数为后天性。先天性内眦赘皮多见于新生儿，随着生长发育，多自然减轻或消失，少数患者则仍明显，甚或伴有上睑下垂、小睑裂、倒睫或眉部畸形等异常。通过精细"V–Y"缝合法、精细"Z"成形术法和"四瓣法"等开大内眦的技术，具有治疗与美观一体化完成的独特功能，一次性将小眼睛变成迷人大眼睛。

2.内眦赘皮矫正的优势

（1）自然美观；（2）切口隐蔽，不易发现；（3）术后即可塑造出迷人大眼睛。

3.内眦赘皮矫正的适应证

因内眦赘皮、小眼综合征等导致眼部美观缺失。

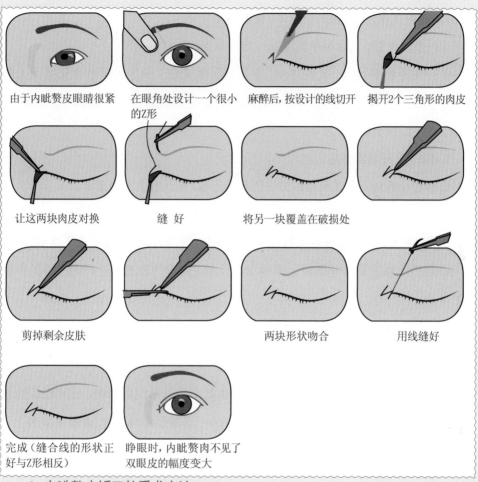

| 由于内眦赘皮眼睛很紧 | 在眼角处设计一个很小的Z形 | 麻醉后,按设计的线切开 | 揭开2个三角形的肉皮 |

| 让这两块肉皮对换 | 缝 好 | 将另一块覆盖在破损处 | |

| 剪掉剩余皮肤 | | 两块形状吻合 | 用线缝好 |

| 完成(缝合线的形状正好与Z形相反) | 睁眼时,内眦赘肉不见了双眼皮的幅度变大 | | |

整形美容篇

4、内眦赘皮矫正的手术方法

内眦赘皮矫正在重睑线内做微创切口,皮下潜行操作。不直接切开皮肤,术后形态自然无痕,通常采用精细"V-Y"缝合法、精细"Z"成形术法和四瓣法,适用各种轻重度内眦赘皮矫正。

开内眼角最常关注的是术后疤痕和效果,因为开过的眼角没有多余的皮肤可用,所以是没法修复的,属于没有退路的手术。

5、内眦开大术效果特色

(1)两眼间距适中,鼻形更立体。缩短过宽的两眼间距,控制在约一个眼睛的

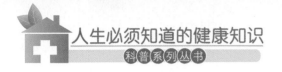

长度,改善呆板眼形,使鼻形更立体,面部更娇娆动人。

(2)泪阜微露,术后泪阜显露2/3,自然美观。

(3)眼形纤长优美,又长又大。演员范冰冰又细又长的大眼睛令无数女人羡慕。内外眦开大术最大的特点之一就是能明显拉宽眼裂,延长眼睛水平长度1~3mm,使眼形纤长优美。

6、内外眦开大术适应人群

眼睛过小希望用手术整形的方法进行矫正者,先天性小眼症患者。

什么样的眼睛才算是美呢?不同的民族有不同的美学标准。一般认为,大而明亮、眼角细长、清澈晶莹的眼睛是美的;细小、臃肿、下垂的眼睛是不美的。 重睑美容整形术就是针对单睑或上眼睑皮肤松弛、臃肿的患者而进行的眼睑美容整形手术。

什么是眼裂的正常大小

眼裂是指上、下眼睑之间形成的裂隙,也就是平常所说的眼缝。正常眼裂的长度应该等于面宽的1/5,成人平均为30~34mm;正常眼裂的宽度,也就是眼裂上下径,成人平均为10~12mm,以上眼睑遮盖角膜1~2mm为正常。我国自古即有“横三”、“竖五”的规定。“横三”是指由发际至眉间,由眉间至鼻底和由鼻底至颏突下缘的横的3个部分互等。“竖五”是指由一侧的耳郭至外眦、由外眦至内眦、由一侧内眦至对侧内眦、由对侧内眦至外眦和由外眦至耳郭的竖的5个部分互等。需要指出的是,即使眼裂的长度和宽度在上述正常值范围,仍不一定为正常的眼裂,还需看与耳、鼻、口、眉等其他器官是否协调一致。

内眦赘皮是指在内眦角前方自上而下呈顺向性或自下而上呈反向性蹼状皮肤皱褶,是东方人眼睛的特征之一。很多求美者为了让眼睛更漂亮,选择实施开内外眦手术。为了让人们更加了解这项手术,下面介绍一下它的适应证和常见手术方法。

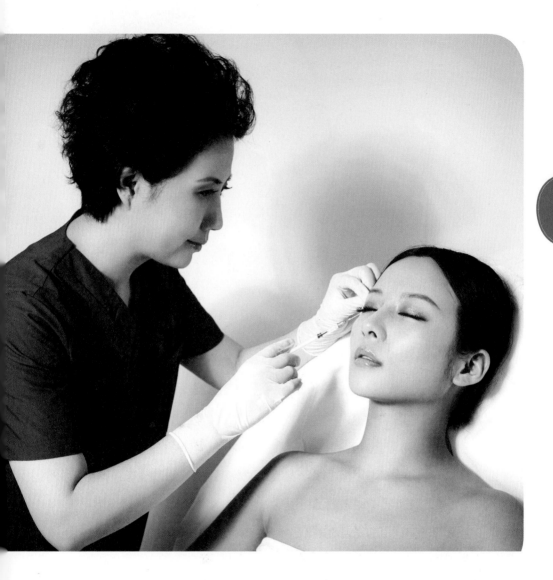

　　一般来说，严重的内眦赘皮或伴发邻近部位畸形者需要手术矫正，而单纯的轻度内眦赘皮，无任何不适，无需治疗。内眦赘皮表现为内眦处有一垂直向的皮肤皱襞遮盖内眦角及少许球结膜，多为先天性(原发性)，少数为后天性(继发性)。先天性内眦赘皮在新生儿多见，随着生长发育，鼻骨逐渐长高，内眦赘皮多自然减轻或消失，少数患者则仍明显，甚或伴有上睑下垂、小睑裂、倒睫或眉部畸形等异常。

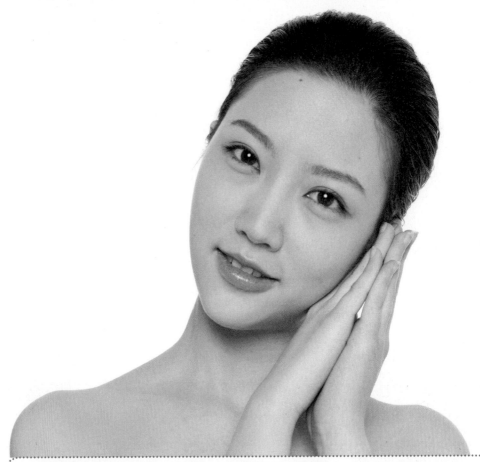

为什么有些人总是"睡眼惺忪"

在平日，我们可能会看到有些人一侧眼睛睁不开，也有的是两侧都显得"睡眼惺忪"，还有些人虽然两侧的问题并不那么显著，只是觉得眼睛没有精神。整形外科医师将上述几种情况都称为"上睑下垂"。

引起上睑下垂的原因是什么呢？上睑下垂有几种情况呢？

1、先天性

为先天发育畸形，多为双侧，可为常染色体显性或隐性遗传。

2、后天性

（1）麻痹性上睑下垂。动眼神经麻痹所致，多为单眼，常合并有动眼神经支配其他眼外肌或眼内肌麻痹。

（2）交感神经性上睑下垂。为Müller肌的功能障碍或因颈交感神经受损所致,如为后者,则同时出现同侧瞳孔缩小、眼球内陷、颜面潮红及无汗等称为Horner综合征。

(3)肌源性上睑下垂。多见于重症肌无力症,常伴有全身随意肌容易疲劳的现象,但亦有单纯出现于眼外肌而长期不向其他肌肉发展的病例,这种睑下垂的特点是:休息后好转,连续瞬目时立即加重,早晨轻而下午重,皮下或肌肉注射新斯的明0.3~1.5mg,15~30分钟后症状暂时缓解。

(4)外伤损伤了动眼神经或提上睑肌Müller肌可引起外伤性上睑下垂。

(5)眼睑本身的疾病,如重症沙眼、睑部肿瘤等,使眼睑重量增加而引起机械性上睑下垂。

(6)无眼球、小眼球、眼球萎缩及各种原因导致眶脂肪或眶内容物减少可引起假性上睑下垂。

(7)眼部其他畸形包括:睑外翻、睑内翻、上睑下垂、睫毛缺损、眉畸形与缺损、眼睑缺损、眦角畸形、睑球粘连、眼球摘除后上睑凹陷畸形、结膜囊缩窄、倒睫等。

先天性上睑下垂最理想的治疗方法是进行美容整形手术。常用的有以下三种手术方法。

(1)上睑提肌缩短术:这种方法是采用缩短上睑提肌来达到眼皮上提的目的,适于轻度上睑下垂者。

(2)额肌筋膜悬吊法:这种方法是采用自体大腿的一块阔筋膜与额肌和上睑相连,利用额肌收缩来加强上睑提肌的力量,由于悬吊的筋膜日后有可能变松,有时会影响手术效果。

(3)额肌瓣法:这也是一种利用额头肌肉收缩来加强上睑提肌功能的方法。这种手术的优点是只在眼皮沿着重睑皱襞(双眼皮线)处做一小切口,就可以通过分离转移额肌瓣完成手术,起到使眼睛睁大的作用,效果可靠持久。既避免了切取大腿部筋膜的痛苦,同时还可形成双眼皮,使眼睛恢复神采,更加美丽。

整形美容篇

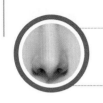 # 鼻整形

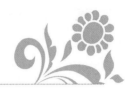

趴鼻梁怎么才能变挺拔

　　鼻子位于面部正中，是面部最突出的器官，古时就有"鼻为颜面之王"之说，它的美丑关系到整个面部，最受人注意。自古以来，人们对鼻子的外形就很挑剔。在古代印度，割掉鼻子被视为一种极重的刑罚。也正因如此，鼻再造整形在印度有着久远的历史。随着时代的发展、社会的进步及人类文明的深入，现代人更加重视鼻子的外形，崇尚匀称、俊俏、自然、美丽的鼻子成为人们对美的普遍追求和社会对美的共识。然而，天公往往不作美，理想的鼻子毕竟只有少数人能够拥有，国人鼻外形不符合美学标准者为数不少。由于鼻子处于面部最突出的部位，任何细小的缺陷和比例失调或

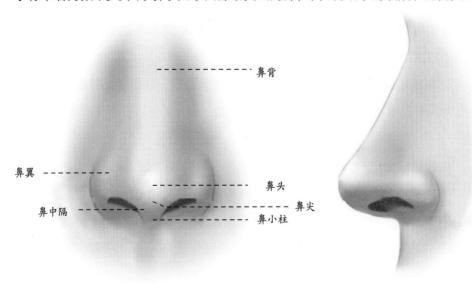

鼻背

鼻翼

鼻头

鼻尖

鼻中隔

鼻小柱

外形不规整都会影响面貌的端正，给求美者心理上和精神上带来不良影响。因而，以矫正鼻部不良外观形态来改善或美化鼻外形的隆鼻术便应运而生，成为整形美容外科的热门手术。

鼻梁就是鼻子的嵴，鼻梁是否美观在很大程度上影响了整个鼻子的完美度。鼻尖的位置高于鼻梁线会更自然、更成熟，而且正面观鼻梁的轮廓应成为两条完美的曲线，到鼻尖两边的线应该对称。

什么是假体隆鼻术呢？假体隆鼻术就是在鼻部组织中放置假体以垫高鼻梁的手术。作为隆鼻的假体，必须由对人体无害、无排异反应、长期不变质、有一定柔软性、易塑形、易取出的材料制成。

假体隆鼻术通常使用哪些假体材料，各种材料有什么特点呢？目前，假体隆鼻常用的材料有固体硅胶、人工骨、膨体等。

（1）固体硅胶：具有良好的生物相容性，真实自然，取出容易且价格低廉，为目前首选的材料之一。

（2）人工骨：人工骨材料主要是指羟基磷灰石，其生物相容性良好、无毒、不导致畸形、过敏、致癌等副作用，但因无支撑作用，故对鼻尖低者效果较差。

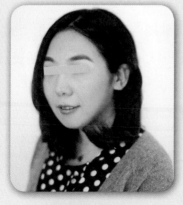

隆鼻术前

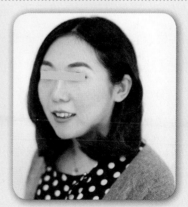

术后1个月

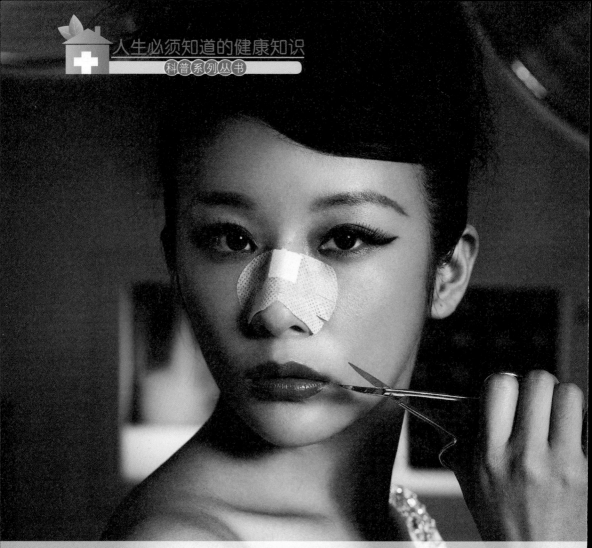

　　(3)膨体：膨体从医学角度来讲，是目前最为理想的生物组织代用品，有良好的生物相容性及特有的微孔结构，无毒、无致癌、无致敏等副作用，而且人体组织细胞及血管可长入其微孔，如同自体组织一样。但其缺点也比较明显，即价格昂贵，应用不够广泛，取出时较困难。

　　什么是自体软骨隆鼻术？自体软骨隆鼻术是一种无假体隆鼻方法，自体软骨隆鼻一般可以取自耳软骨、鼻中隔软骨和肋软骨。自体软骨的优点是能永久性与鼻部组织相融合，不会有排异反应，抗感染能力强；缺点是增加了手术的难度，对手术水平、操作要求较高，而且取软骨处会留下一道瘢痕。

　　有了上述对比，求美者就可根据需要来选择适合自己的一种美鼻方式。

隆鼻有哪些禁忌证?

(1)鼻腔或鼻窦有急性炎症,需炎症消退2周后才能手术。

(2)急性中耳炎、急性咽喉炎发作期。

(3)全身性疾病,如血液病、梅毒、糖尿病、肺结核等。

(4)年龄在18岁以下,鼻部发育未完全者。

隆鼻术前应该注意些什么?

(1)手术前2周内,请勿服用含有阿斯匹林的药物,因为阿司匹林会吏得血小板凝固的功能降低。

(2)手术前确定身体健康,无传染性疾病或其他身体炎症。

(3)手术前不要化妆。

(4)清洁鼻孔,修剪鼻毛。

(5)女性要避开月经期。

(6)男性要提前戒烟一周。

隆鼻术后应该注意些什么?

(1)术后严禁用手碰触手术切口,并避免切口沾水。

(2)避免进食刺激性食物,如辣椒等。

(3)术后应有安静舒适的环境休养。

(4)保证手术部位的清洁,防止感染。如果创口上有血痂或分泌物,可用无菌盐水或双氧水擦拭。

(5)手术当日创口会有些疼痛,但随着时间的推移会逐渐减轻。不要急于吃止痛片,因为阿斯匹林类药物会加重创口出血。

(6)手术后鼻部会出现肿胀,可对局部创口加压包扎或用冰袋冷敷,但压力不宜大,以免损伤手术部位。术后2~3天较明显,一周后基本可消退。术后一般7天拆缝线,术后一旦发生出血不止和严重血肿,应及时到医院复诊。

(7)严格遵守医生嘱咐服药及复诊。

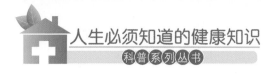
鼻子高度够了，但依旧不美，原因何在

鼻子长得够高或是经过隆鼻手术把鼻子垫高了鼻形仍不能令人满意，原因何在？美的鼻形不仅要有足够的高度，还要有精巧的鼻尖、宽度适中的鼻翼、长度合适的鼻小柱。

鼻头位于鼻子突起的顶端部分，理想的鼻头不可宽大，鼻头整形术最常见的术式为鼻头缩小术。鼻头部分由皮肤、皮下软组织（筋膜和少量脂肪组织）、鼻软骨组成。对于鼻头外形贡献最大的莫过于鼻软骨了，它对于鼻部起支撑和塑形的作用，在鼻头和鼻翼处由左右两块对称分布的"大翼软骨"支持。大翼软骨为拱状，像小学语文课文中提到的赵州桥一样跨过鼻孔的内外侧，两个内侧角并拢形成鼻小柱（两鼻孔间部分）支持结构，外侧角形成鼻孔支持结构。通过对去除鼻头软组织和鼻大翼软骨的重塑，可以让鼻头更加尖俏而又不显人工雕琢痕迹。

鼻头整形的切口在哪里呢？这是所有求美者最关心的问题之一，做整形美容手术最重要的一点即是无痕。相比隆鼻手术的鼻小柱旁切口愈后完全不可见而言，做鼻头、鼻翼的手术往往需要做一个"飞鸟"切口（如图）。不难看出，虽然比鼻小柱旁切口多了一个横跨鼻小柱的切口，但是不仔细观察的话，此切口不易被看到。在多数情况下，不仰头对人就不会被发现。做此切口对于鼻综合整形来说是很有必要的。

此外，通过下图我们也可看出手术后鼻头外形改善十分明显，由原本的臃肿、宽大变为术后的秀气、娇小。

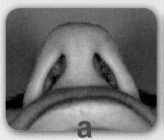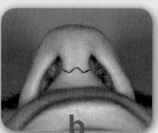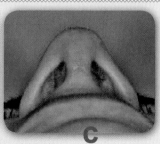

鼻头整形病例　a.手术前宽大鼻头；b."飞鸟"切口；c.手术后秀气、娇小的鼻头

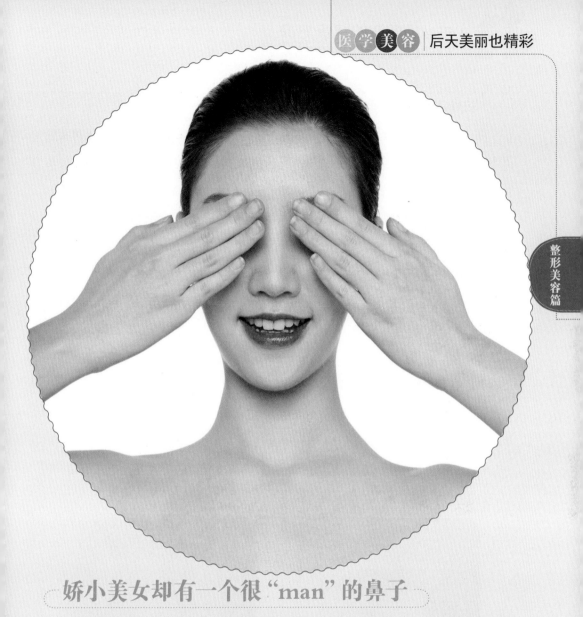

娇小美女却有一个很"man"的鼻子

平时我们经常会看到一些娇小玲珑的女孩子鼻子却很男性化,不仅鼻背宽大而且还比其他部分突出,我们称之为"驼峰鼻"。

驼峰鼻轻者仅表现为鼻梁部棘状突起,主要位于鼻骨下端与侧鼻软骨交界处。重者表现为鼻梁部宽大,有成角突起,常伴有鼻尖过长并向下弯曲,似"鹰嘴"样畸形。若同时伴有下颌骨颏部发育不良,则在视觉感官上会明显加重驼峰鼻的畸形程度。

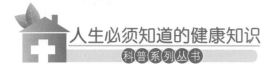

1.驼峰鼻畸形矫正术前准备：

除必要的常规检查外，医生应对患鼻进行仔细的测量设计。先在鼻根至鼻头顶下方2mm处画连线，连线前份即为手术需切除的骨性及软骨组织，再推动鼻尖使鼻唇角达到90°~100°，将其与静止鼻尖位置差距标明，即为将要缩短的鼻尖长度，也就是将要切除的中隔软骨前端的量。手术前务必与患者共同商讨设计手术方案，在患者同意后，用标记笔将上述设计线标于鼻背相应部位。

2.驼峰鼻畸形矫正术的手术方法

（1）采用鼻孔缘切口或鼻小柱切口，将鼻背所有的可动部分与固定部分潜行分离，即将鼻翼软骨、侧鼻软骨、中隔软骨上端与其表面的皮肤分离，然后用骨膜剥离器将鼻骨与其表面的骨膜肌肉、皮肤分离，并与其深面的黏膜分离。浅面分离范围：上端分离至鼻根部，两侧分离至上颌骨额突。

（2）截除驼峰：用骨凿将术前标记的突起的鼻骨、侧鼻软骨截除，然后用骨锉锉平，也可用骨剪剪除驼峰。

（3）缩窄鼻背：用骨膜剥离器将上颌骨额突与其表面的骨膜等软组织分离，然

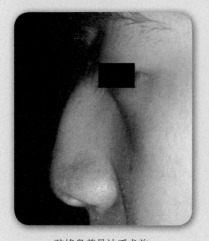

驼峰鼻截骨法手术前

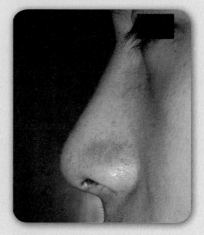

术后1个月

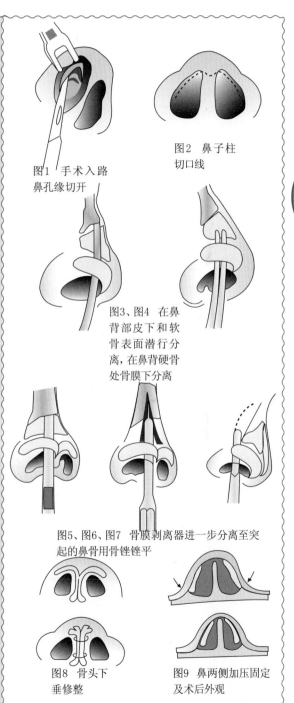

后用电动或气动来复锯或用骨凿在鼻面交界处将上颌骨额突锯断，同时横形截断鼻骨上方的骨组织。应尽可能截在上颌骨额突起始部，若形成台阶，可部分截骨消除台阶，然后用拇指将上颌骨推向中线。

（4）修整鼻下部畸形：如果同时伴有鼻下部过长，可解剖出侧鼻软骨的下端，适当地切除一部分。若有鼻尖下垂，可在鼻翼软骨内侧角的后面将鼻中隔软骨的前端适当地切除一部分，然后缝合切缘两侧的鼻小柱与鼻中隔。合并有鼻翼过宽大者，可将鼻翼软骨的上缘、外侧缘切除一部分。若鼻尖过低，可用被截除的鼻骨或软骨充填支撑。

（5）术后固定：术后可靠固定，固定正确可以保持手术预期的效果，相反将影响效果或出现继发畸形。因此固定的原则是鼻内、鼻外均匀加压，以保持其设计的良好外形，防止继发畸形的产生。

图1 手术入路鼻孔缘切开

图2 鼻子柱切口线

图3、图4 在鼻背部皮下和软骨表面潜行分离，在鼻背硬骨处骨膜下分离

图5、图6、图7 骨膜剥离器进一步分离至突起的鼻骨用骨锉锉平

图8 骨头下垂修整

图9 鼻两侧加压固定及术后外观

整形美容篇

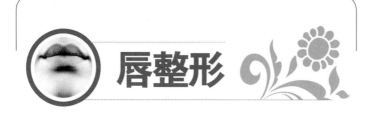

唇整形

梦想拥有舒淇的唇

1.薄唇的原因及治疗方法有哪些

嘴唇是最能体现女人性感妩媚的焦点,也是五官中最温柔和润泽的一个。女人的眼睛是窗户,嘴唇则是点缀在葱茏中的一点妩媚的红。嘴唇的厚薄一般源于先天因素,但研究表明,年龄的增长也会使嘴唇越来越薄。不过现实中更多的人对嘴唇进行修正并非因为年龄增长导致嘴唇变薄,而是为了得到更加完美动人的嘴唇。丰唇手术能够全方位改变嘴巴的外形。所谓丰唇,最简单的理解就是嘴唇丰满,顾名思义,丰唇是美化嘴唇使其丰满圆润的方法。当前常见的丰唇方法有两种:手术法和注射法。手术法因为有痛苦而且有伤痕,所以一般不采用,更多的人选择简单易行且不留疤痕的注射丰唇。

2.注射丰唇的方法有哪几种

注射丰唇的材料不尽相同,依据注射材料不同可以简单归类,主要有如下两种注射:

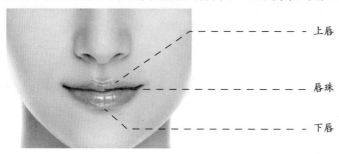

上唇

唇珠

下唇

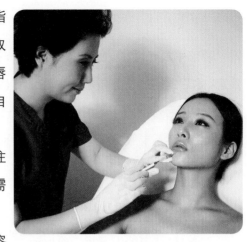

（1）自体脂肪颗粒注射丰唇。自体脂肪注射很好理解，就是从受术者身体抽取一定数量的健康脂肪，然后将其注射到唇部，从而达到使嘴唇丰满的目的。采用自体脂肪作为填充材料能够避免排异反应，术后反应很小，不过随着时间的推移，注射进去的部分脂肪会被吸收，那就可能需要再次丰唇了。

（2）填充物注射丰唇。现代医疗整容技术的发展为丰唇提供了更多可供选择的安全有效的填充物。胶原蛋白和玻尿酸是常见的丰唇注射填充物。胶原蛋白是丰唇的注射材料中效果最自然的一种，不过也有局限性，不能注射过量，否则会有副作用，因此只适用进行轻微唇扩张的人。玻尿酸是透明质酸类生物用品，已经被国家药物食品监督管理局批准上市的瑞兰(即透明质酸胶)正在国内市场上逐步推广，注射后一般能维持6~8个月，并且无过敏性，无排异反应，因而它是较理想的丰唇填充物。不过注射玻尿酸不是一次就能达到效果的，需要多次注射才能保证理想的丰唇效果。

迷人的樱桃小口

　　有些女孩子，嘴巴比较大，特别羡慕别人的樱桃小口。正常的嘴巴在闭合状态下的宽度等于两侧瞳孔的间距，即两眼平视前方时，双侧瞳孔的下垂线与口角水平横线的交接点之间距离。如果比这个宽度明显增大，超过5.5cm就属于异常。大口常见于先天性面横裂患者，它可以是一侧宽大，也可以是两侧同时宽大。大口整形手术需要在宽大侧切开多余的口唇黏膜，翻进口腔内做衬里，然后把肌肉分离之后缝合起来，最后把皮肤缝合起来。

整形美容篇

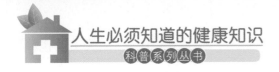
唇部术后的注意事项

唇部手术危险性很低，但也要注意一些问题，避免发生意外。注射美唇后需要注意：术后24小时不要碰触注射区域，以免破坏唇形；禁止对注射区域进行冰敷和热敷；注射后短期内不要进行剧烈运动；注意日常呵护；术后一周内避免桑拿和蒸浴；术后短期不要服用阿司匹林类药物，而且要注意忌口，禁食辛辣刺激性食物。

无痕修复"兔唇"

"兔唇"是唇裂的通俗叫法，是一种常见的先天性疾病，表现为上唇缘至鼻孔之间不同程度的裂开。唇裂可分为单侧唇裂、双侧唇裂和唇隐裂，根据裂隙程度的不同，唇裂又可分为三度。唇裂只能通过整形手术进行治疗。以往唇裂的治疗比较简单，仅仅是将裂开的嘴唇修补好了事，成年后还是会留下明显的疤痕和其他畸形。现在，为了能够达到完美的手术效果，一般要进行3次以上的序列手术。第一次手术在患儿3~6个月时进行，主要是修补裂开的嘴唇。

由于患侧和正常的唇部发育不对称，随着患儿年龄的增大，就会出现唇珠不显、唇峰不对称、唇红缘不整齐、疤痕凸现等症状，因此需要在学龄前进行第二次手术，对上述不良外形进行修整，并且对鼻子的畸形进行整形。在青春期结束后，不会再出现形态上的生长发育了，此时可以进行第三次手术，对剩余的少量畸形进行最后的调整。经过上述几次手术整形，患者的嘴唇可以达到基本正常的外观。

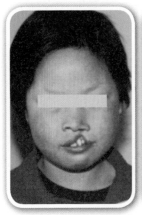
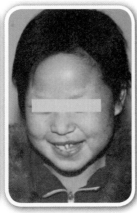

术前　　　　　　　术后

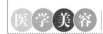

耳整形

不想兜风的耳朵

"招风耳"为常见的先天性耳郭畸形，一般认为是由于胚胎期对耳轮形成不全或耳甲软骨过度发育形成的。这两部分畸形可能单独存在，也可能同时发生。"招风耳"双侧性较多见，但两侧畸形程度常有差异，通常在其父母兄妹中亦能发现同样畸形，有一定的遗传性。这种手术大部分在4~14岁之间进行，一般儿童在4岁时耳朵已基本定型，手术时间越早，儿童受到的嘲弄和心理损伤越小。对于成年人来说"招风耳"手术也是安全的。

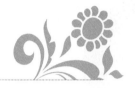

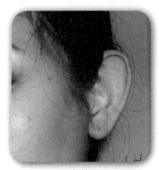

术前

"招风耳"整形的手术方法很多，其中以变更耳甲壁的手术方法较简单，不外乎两类：一是在耳颅沟处切除一条梭形皮肤和软骨，再将耳甲软骨缝合于乳突骨膜；另一类是直接在对耳轮下方切除一椭圆形耳甲软骨。此外，还有一种手术方法是以形成对耳轮的折叠隆起的手术方法，其原理主要是将耳郭软骨从后面呈条状

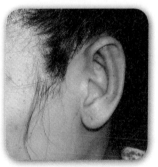

术后

切开(3~4条)，然后将一部分推向耳前，剩余部分在其后方缝合，恢复耳郭后仰的外形。一般来说，根据患者的不同情况选择合适的手术方法，均能达到满意的效果。

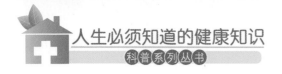
再造，告别单身耳

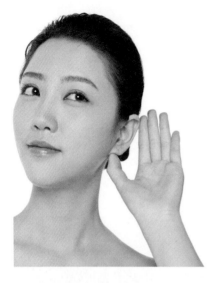

小耳畸形综合征是耳部先天性发育不良，常伴有外耳道闭锁、中耳畸形和颌面部畸形，原因可能是怀孕初期病毒性先兆流产等母体因素。

一般3岁儿童的耳郭已达到成人的85%，肋软骨在6岁左右已能雕刻成耳支架。从儿童心理上考虑手术应在学龄前完成，即6岁左右。然而考虑到用于雕刻耳支架的肋软骨的需要，经验证明8~10岁施行该手术效果更好。儿童耳后乳突皮肤柔软，弹性好，很容易扩张。在扩张过程中儿童一般也能配合，自体肋软骨作为耳支架目前认为是最可靠和可取的办法。

做出来的形态看上去大致相似，双侧小耳畸形并伴外耳道闭锁的患者，一般应先考虑进行外耳道和中耳手术以改善听力，对于单侧小耳畸形伴有外耳闭锁者应先行耳郭再造术，以后再根据需要决定是否进行中耳手术。如技术条件许可或在耳科专家参与下，也可将耳郭再造和中耳手术都在一次手术中完成。

手术可分为"2~3期法"，"分期再造"和应用"皮肤扩张耳郭再造术"等手术方法，现在应用最广泛的是皮肤扩张后耳郭再造术，因为经扩张后的乳突区皮肤完全能够覆盖立体软骨支架的前外侧及耳轮缘的前后面，因此耳轮缘不像一期法再造的那样带有毛发。经扩张后的皮肤变得很薄，再造耳的轮廓能显现得很清楚。另一方面，从耳后发迹处做切口剥离皮下后植入扩张器，在皮肤扩张过程中实际上也起着皮瓣延迟的作用，在行耳郭再造时这一蒂在前的皮瓣的血供更为可靠，基本上不会出现在一期法耳郭时耳轮缘皮肤因其位于远端皮肤血供欠佳而易坏死的现象。现在，对小耳畸形患者，只要乳突区皮肤完好无损，基本上都可应用这一方法再造耳郭。

耳垂整形术

耳垂整形术是针对耳垂畸形的修复整形手术。耳垂畸形通常不很醒目，并常可利用头发加以遮盖，只有在别人有意无意时注意到耳垂时才会发现。但耳垂畸形还是会制约发型的选择，耳垂畸形者必须留盖过耳垂的发型才能遮掩，对男性而言，尤其不方便。

耳垂畸形一般分为耳垂裂、耳垂过大或缺失。这几种耳垂畸形都可以通过手术矫正达到相对美观的外形。目前门诊最常见的是耳垂穿孔后瘢痕疙瘩形成而造成的耳垂畸形，这种情况需要将瘢痕疙瘩完全切除，再将残余的耳垂组织重塑形成新的耳垂。新的耳垂形态可能与健侧不同，但本身形态正常。耳垂整形术是局部手术，大部分切口都在耳垂上方，有些可能在耳垂下方或后面另加辅助切口。术后瘢痕均不明显。

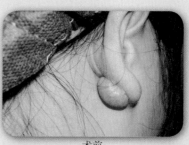
术前

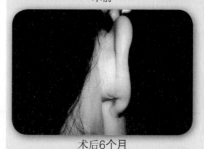
术后6个月

耳部术后注意事项

耳的手术局部不易包扎，而且睡觉时容易受压，所以术后包扎要确切，又不能压迫太紧，以防止皮肤缺血坏死。如果患者疼痛难忍，应该打开包扎查看伤口。术后一周拆线，如果是耳垂瘢痕疙瘩要严密观察，如有瘢痕复发应及时复诊，早期可以在瘢痕内注射激素抑制瘢痕再次增生。现今耳垂或耳郭上的瘢痕疙瘩切除修整术，常需配合放射疗法同时施行，在手术切除后当天或一周内立即施行放疗，有可能预防瘢痕再次增生。

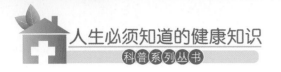

面部轮廓整形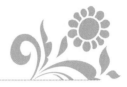

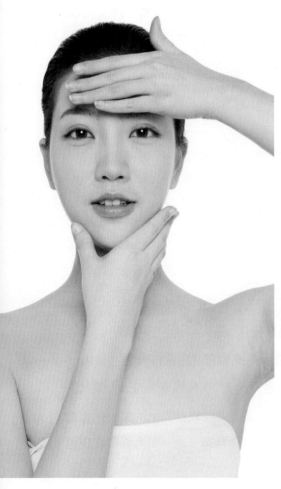

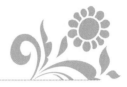

盈盈一握巴掌脸

　　面形即面部轮廓是人体美的门面，是人体上部暴露的地方，是视觉的第一印象，可以使人一见钟情，也可使人不欢而散。东方人以椭圆形的鹅蛋脸和瓜子脸为最美，上部长圆，下部圆而尖，具有比例协调、匀称、线条分明等特征。无论是从正面，还是从侧面看，均比较丰满柔和而且具有立体感，面形对人体美尤为重要。对于面部轮廓不甚满意的人来说，整形手术是美丽脸庞的"希望工程"。通过这种具有高科技含量的"工程"雕琢面型，已成为许多人"实现新的梦想"的捷径。

　　东方人以椭圆形，鹅蛋形和瓜子脸形最美，如果面形过大过宽，就使人觉得生硬，失去柔美。实现小脸梦想可以通过面部轮廓手术与五官精细化手术整体协调改善。

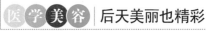

不做"凶"女人

　　颧弓颧骨肥大或高耸使面部显得粗犷，失去和谐的美感。而在一些地区由于封建意识的影响常视女性颧骨肥大为不吉利的面容，因此要求进行改善的女性远多于男性。下颌角肥大使面部呈方形，方形面孔或下颌角肥大是女性男性化的面容。现在随着手术器械的改进和对面颊部解剖结构的深入了解，常采用微动力系统及特殊器械经口内进行手术，降低粗壮的颧骨颧弓、去除下颌骨角部及肥大的咬肌等不协调因素，而外部又没有切口，不露痕迹地还以女性妩媚、清秀、恬静与善和温柔。

整形美容篇

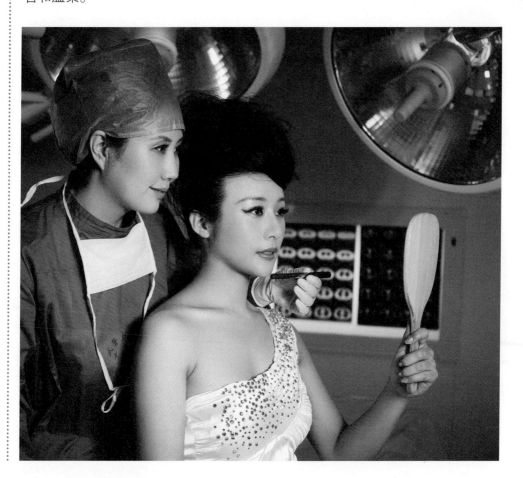

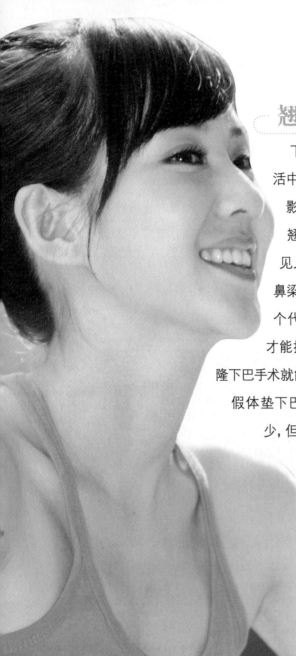

翘下巴，俊三分

下巴是构成脸部轮廓的重要基础，在现实生活中有很多人都有下巴的困扰：下巴短小、后缩影响美观。再美丽的脸蛋，没有一个精致、略翘的尖下巴，那也是黯然失色，无法成为人见人爱的美女。一个现代美女不仅需要高挺的鼻梁，小巧的嘴巴，魅力十足的电眼，更需要一个代表女性柔美的黄金倒三角下巴，那么怎么才能拥有这样美丽的下巴呢？很简单，只需通过隆下巴手术就能完全实现这个愿望。

假体垫下巴可以带来显著的变化，而并发的问题很少，但术后下颌假体的位置有可能因不小心碰撞、过早去固定带等出现移位，而需再次手术以恢复其正常位置。极少可能并发感染，如假体发生感染，经抗生素治疗不能控制，则需要将假体取出，以后在适当时机再植入。

玻尿酸隆下巴是一种简单、快捷的手术，并且玻尿酸注射隆下巴后不会出现疤痕。只要在下巴注射少量的玻尿酸，可免于开刀动手术的痛苦和风险，完全没有任何伤口，不需要恢复期。下巴稍微加长后，脸形就会有明显拉长的视觉效果，看起来好像瘦了很多，而且玻尿酸也可用于真皮层注射，对于下巴老化、有塌陷或凹窝的情况，也有修饰作用，这使得玻尿酸隆下巴快速流行。

丰额术

对于额头较窄、凹陷的患者,可通过发际内的切口,在额部植入合适的假体,以丰满额部,达到改善面部轮廓的目的。颞部也可通过注射自体脂肪颗粒及植入假体的方法来纠正太阳穴凹陷。但前者常会因自体脂肪有一定量的吸收,可在3~6个月后再次注射。

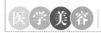

整形美容篇

对于面颊部肥胖的圆形脸,可选择颊脂肪垫摘除术达到矫正的目的。基础研究和临床实践表明,颊脂肪垫的功能只是在肌肉之间起平稳光滑的衬垫作用,是一个可牺牲的组织。如呈现娃娃脸面容的求美者,可通过口内颊部小切口去除部分颊脂肪垫后,使面形达到明显的改善,也是一种不露痕迹的面形改善手术。对单纯因咬肌肥大而致的大脸,在靠近牙关的脸颊位置注射肉毒素,可使咬肌部分萎缩,缩小30%左右,瘦脸效果颇佳。

下颌肥胖脂肪多、下垂,颌颈角不明显,可以通过吸脂术来改善,吸脂的进针处在隐蔽的耳后,恢复后也几乎没有痕迹。双下巴吸脂术的优点是减少了重力作用,减少面部下垂,促使皮肤收缩,达到紧致的效果。

总之,一分努力一份收获,在美容技术发达的今天,实现梦想并不困难!

面部轮廓整形术后注意事项

面部轮廓手术都在口内施行,术后注意事项有很多,术后恢复由5~7天到2周不等。从术后第一天就会开始肿胀,到术后48~72小时达到高峰,随后开始消肿,但是固定带要一直带7天,以此来减轻伤口的肿胀和不适。口内缝线在术后7天左右拆去,也有些会自行脱落。颏下的切口5天左右就可以拆线。

在手术后要注意口腔卫生,饮食尽量为流质,逐渐过渡,这样可以防止下颌过度的运动造成假体位置移动或切口愈合不良。此外术后数周内不要参加剧烈运动。

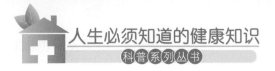
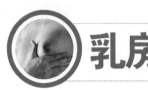 乳房整形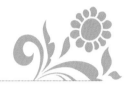

做女人"挺"好

　　"窈窕淑女，君子好逑"。现代女性不仅追求容貌姣好完美，亦越来越讲求身材的苗条丰满和曲线美。胸部是展现女性魅力的最重要身体部位，但是东方女性大多长得比较瘦弱单薄，胸部扁平，失去美的曲线，这无疑给许多人带来心理上的自卑和生活上的烦恼，20世纪70年代兴起的隆胸术恰似一片曙光，让很多女性重拾信心，再现傲人曲线，做挺拔有型的女人。

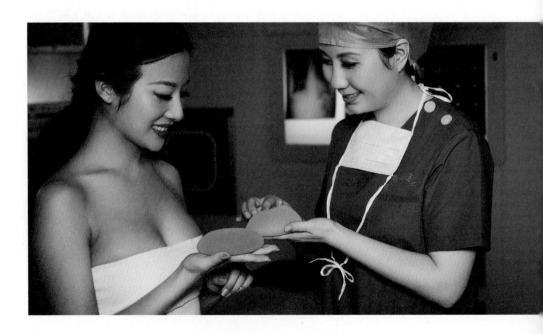

隆胸手术都有哪些方法

就东方人来说,常见的隆胸方法是假体隆胸,也能利用自身脂肪进行隆胸手术。假体隆胸是指在胸大肌或乳腺下置入合适的假体,依靠假体的衬托来改变乳房的大小和外形,达到使胸部高挺丰满的目的。最常用的假体有硅凝胶、水凝胶及生理盐水。它们有不同的形状、大小及材质,有的为半球形,有的为垂泪珠状。根据医生的实践经验、解剖结构及切口的隐蔽性,采用不同的切口来完成。目前最常采用的切口为腋窝切口及乳晕切口。上述两种切口的优点在于:手术瘢痕几乎不可见,都有利于大小及形状合适的假体植入。自体脂肪丰胸是抽取手术者自身臀部和腰腹部位的脂肪后进行处理,然后将经过处理的脂肪颗粒注入乳房内,借以达到使胸部丰满挺拔的目的。这种方法几乎没有排斥反应,脂肪细胞成活率高,不成活的也会被吸收,风险较小。不过脂肪有可能钙化变硬或液化,每次植入量有限。

隆乳术的适应证及并发症

对自己的乳房小不满意而对形态还算满意的女性;乳房没有松弛或轻度松弛者;乳房的皮肤有较好的松动伸展性,没有限制皮肤伸展的瘢痕或其他皮肤疾患;如果乳房有中度以上的松弛,那就应该在隆乳的同时行乳房悬吊术。

隆乳术通常要住院治疗,因为大部分患者需要进行全麻,术后的护理很重要,要保证患者平安渡过围手术期,术后安置的引流管也要随时观察引流量的多少、引流物的性质,对术区的疼痛也要十分关注,以防发生血肿,影响手术效果。

隆乳术的手术并发症包括血肿和植入物附近组织感染,但如果术中严格无菌操作、解剖组织轻柔、术后引流通畅、加压包扎确切,则发生的可能性较小。个别患者术后可能会发生植入假体表面纤维囊形成并挛缩,使乳房手感发硬且乳房变形,有时触摸疼痛,这种情况只能再次手术松解挛缩的纤维囊,同时放置略小的假体予以

整形美容篇

矫正。乳头的感觉也可能因手术的刺激变得敏感或不敏感，大部分是暂时性的。乳房植入袋是置于胸大肌的下层，并不破坏乳腺层，所以不会影响哺乳。相比较乳腺后假体植入，胸大肌后假体植入更可减少纤维囊挛缩、发硬等并发症，所以有更好的术后效果。虽然胸大肌后假体植入术解剖层次稍微深一些，但是只要操作轻柔、止血彻底，确保术中没有活跃出血，并放置引流，术后1~2天就可以拔出引流管，不形成血肿。还要强调的一点是，术中在打开胸大肌时一定要在肋骨上方分离，以有效避免误打开肋间肌导致气胸。

巨乳缩小术

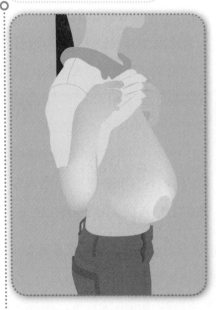

乳房的过度发育使乳房的体积过度增大，形成乳房肥大，俗称"巨乳症"。乳房肥大给女性带来精神上及肉体上的痛楚，而且在不同程度上伴有乳房下垂。严重的乳房肥大及乳房下垂，其乳房下缘可超脐孔，甚至到达耻骨水平，造成体形臃肿、湿疹，行动不便，肩部、背部酸痛，平卧时有胸部受压及窘迫感。

天气炎热时，两侧乳房之间以及乳房下皱襞区，常常处于侵湿状态，易生痱子、湿疹之类的皮肤疾病。巨大的乳房或严重下垂的乳房，使女性失去匀称、苗条的曲线美的轮廓，代之以粗壮的体形，使患者深受难以启齿的肉体及心理上的压力，失去自信及参加社会活动的勇气。在加拿大，现在有越来越多的大胸妇女发现，当她们做了乳房缩小手术之后，她们生活的其他方面也得到了改善。这是多伦多圣·约瑟夫健康研究中心得出的结论。负责此次研究的凯瑟琳·凯伍德对100名胸围超过85cm的妇女进行调查，这些乳房超大的妇女做了缩乳术后一年，80%的患者健康有所改善，减轻了脖颈疼痛或背部疼痛，75%患者说身材更好了，还有22%患者的性生活也得到了改善。

因此，从十几岁的青少年到70岁的老年妇女，身体状况良好，由于一侧或双侧乳房肥大、过重并有乳房明显下垂的患者，有进行乳房缩小的正确动机，没有明显的手术禁忌证均可行乳房缩小术。乳房缩小整形是以切除部分乳房皮肤、乳腺组织，使乳房形体缩小和位置改善，并进行乳头、乳晕整形的一类。手术方法很多，常因患者的生理病理特点不同、理想目标不同、医生的观点不同、技术娴熟程度的不同而选择不同的术式。

目前常用的术式是垂直双蒂法，即垂直乳房缩小整形术，此方法由于将最小的瘢痕和满意的乳房形状完美地结合在一起因而越来越流行。还有一种常用于轻度巨乳的方法是脂肪抽吸术，此方法吸出乳房内部分脂肪组织，减小乳房体积，达到缩乳的目的。

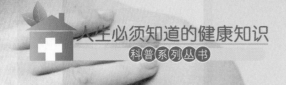
什么是乳房下垂矫治手术

先为乳房下垂下个定义。乳房下缘和躯干表面相交之处称之为乳房下皱襞，正常情形下，尤其是年轻的妇女，乳头的水平位置是在乳房下皱襞之上，若掉在其下就是所谓的乳房下垂。下垂得越严重，就掉得越低。

乳房下垂最常见的原因有三：①减肥后乳房下垂；②哺乳后乳房下垂；③老年性乳房下垂。乳房下垂治疗的目的是悬吊下垂的乳房。就此而言，任何类型、任何程度的乳房下垂只要患者要求行乳房上提手术，无明显禁忌证者均可施行。但整形外科医生应于术前充分了解患者的求治动机及心理活动，不可盲目从事。原则上讲，轻度下垂的乳房，即使患者穿薄而透明的衣服，外观上也无多大变化。但如果患者因乳房轻度下垂，确实影响其自我表现，强烈要求手术，在排除心理障碍后，也可采用创伤性非常小的手术。

为此提出垂乳上提的如下适应证：各种类型的乳房下垂影响其美容表现要求手术者；乳房下垂产生躯体症状者，如肩、背、胸疼痛；乳房下皱襞糜烂等；因乳房下垂影响其特殊职业表现要求手术者，如时装模特、运动员等。

关于乳房下垂的矫治方法，有许多术式，如真皮固定术、乳房上提固定术、双环固定术等，其基本原理都是将下垂松懈的乳房组织上提固定，并相应去除形成"皮肤乳晕"，以获得正常的乳房外观。但由于去除皮肤、形成瘢痕，有碍美观，故现代更多应用双环法固定术，以矫正乳房下垂，因为这种术式，术后仅在乳晕与皮肤交界处有手术痕迹，随着时间的推移痕迹几乎不可见。最终应根据患者的身高、体重、体型、肥胖程度、乳房下垂程度选择确定适当的手术方案。

值得提醒的是，仅仅通过隆乳术来矫正乳房下垂是切不可取的术式，因为隆乳术不能上提固定乳房组织及皮肤，只是通过扩大乳房体积，暂时性增加皮肤张力，随着水肿的消退，皮肤组织的继续松弛，乳房组织的下坠，会造成手感不同、外观难看的"双峰乳房"。

乳头乳晕整形

乳房的美，不只表现在形态和大小，还在于乳头乳晕与乳房整体的和谐之美。可以说乳头乳晕在乳房整体美中起到了画龙点睛的作用。

乳头隆起于腺体中央顶端，位于锁骨中线第四肋间或第五肋平面。其周围为环形乳晕，乳晕色泽较深暗，乳晕内有许多小圆形凸起的乳晕腺。乳头乳晕常见的缺陷有乳头内陷、乳头肥大、乳头发育不良、乳头缺损、乳晕过大等。

乳头内陷是一种较常见的乳头畸形，其形成的原因多为先天性，少数继发于感染、创伤、肿瘤等。乳头内陷妨碍哺乳且局部难以清洗，易存积污垢并继发感染，引起炎症。轻度的原发性乳头内陷可实行保守治疗，如用乳头负压吸引法(使用乳头勃起器)和手法牵引。如果用手不能将乳头牵出，则需手术治疗。乳头肥大或过长常见于哺乳后的妇女，虽不影响哺乳功能，但十分影响美观。可通过乳头缩小整形加以矫正。手术安全简单，效果很明显。乳头发育不良或乳头缺损需通过乳头再造整形术重塑形态逼真的乳头。根据条件多采用局部皮瓣的方法进行再造，也可以考虑游离复合组织瓣移植再造的方法。女性乳晕的色泽和大小要和乳房的整体相协调。可以通过文身、手术的方法来纠正。

整形美容篇

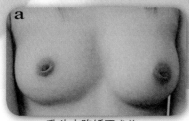

乳头内陷矫正术前

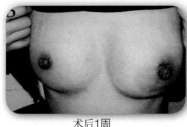

术后1周

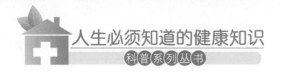
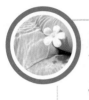 私密花园
也能更美丽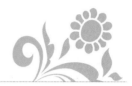

阴道紧缩术还您女人自信

阴道紧缩术的特点是损伤小，无痛苦，无明显疤痕。与以往阴道紧缩术的区别是不用备皮、、不拆线、不插导尿管，术后即可离床活动，不影响工作，恢复快。第一次就诊时医生要确定阴道是否松弛以及是由何种原因造成的，此时应向医生明确地讲述感到不适的问题和希望通过手术达到的效果，以帮助医生了解你对手术效果的期望并确定这些期望是否能达到。术前3天应每天用0.1%苯扎溴铵液清洗外阴，保持阴道干燥清洁，并停止性生活。如果有吸烟习惯，术前应停止吸烟；不要服用阿司匹林等会引起出血量增加的药物；如果患有阴道炎或外阴感染，则需要治疗后经医生认可再行手术。一般在月经过后5~10天安排手术。

阴道紧缩术在局麻下即可进行手术，目前所用的方法也较为简单，一般不做大量的组织切除，只需去除阴道口内3~5cm的阴道黏膜皱襞然后缝合黏膜即可。如果阴道口过于松弛，也可在阴道黏膜下的提肛肌做2针褥式缝合，以紧缩阴道口，增加阴道口的紧束能力。如果阴道口下方由于分娩造成撕裂，从而使阴道外口形态受到破坏，在完成阴道口紧缩的同时，还可以改善阴道外口的形态使之正常。手术结束后阴道内用碘仿纱条填塞，松紧度以不影响血运为度；术后注意外阴卫生，保持大便通畅，静滴抗生素3天；卧床休息7天，每天以碘伏清洗切口，7天后拆线；2

个月内禁止性生活。阴道紧缩术的效果可能是很好的,也可能是不太明显的,这取决于术前阴道的松弛状况,但手术效果是持久的。需要特别指出的是:阴道紧缩术可以改善因阴道松弛造成的性生活问题,但不能解决因心理或其他原因造成的性生活问题。

哪些女性不宜做阴道紧缩术

整形美容篇

术前需排除患有子宫脱垂、阴道炎及阴道肿瘤以及其他传染性疾病。手术应避开月经期,最佳时间为月经完全干净3天后。术前常规进行阴道冲洗3天,并进行肠道准备。

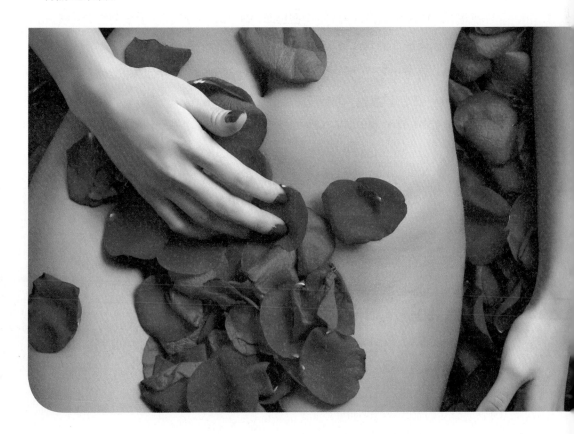

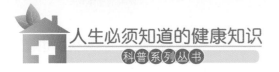

哪些女性适合阴道紧缩术

阴道紧缩术主要适用于：

（1）因阴道松弛影响夫妻性生活质量者；

（2）产后长年便秘，或张力性尿失禁者；

（3）陈旧性阴道裂伤伴阴道松弛者。

小阴唇整形手术

小阴唇整形术整复，应避开月经期及妊娠期。术前需注意清洗外阴部，手术取截石位，采用局部浸润麻醉，一般于小阴唇外侧面做纵向梭形切口，长约2.5cm，切除皮肤后，将软组织推向内后，严密止血，细丝线缝合切口。而小阴唇整形费用需要根据小阴唇肥大的具体情况来决定，因为小阴唇的具体情况不一样，所采用的手术方式难易程度也不同，所需费用也不一样。采用全新的手术方式，术后小阴唇外形美观，看不出任何痕迹。术后无需住院。

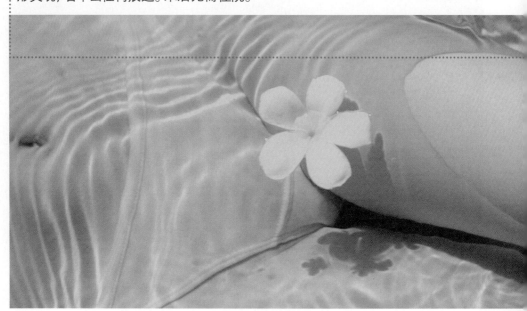

处女膜修补术

处女膜修补术是利用残存的处女膜，用现代的科学方法使其恢复到破裂前的原状，对被手术者无任何副作用。手术的难度取决于破裂的处女膜的残片形状，一般一个手术全程大约需要15分钟。术后无须拆线，不需住院，不影响正常工作，也不会影响月经来潮。处女膜修复术后通常在1个月后即可完全恢复。

专家表示，如果是外物撞击、较少性生活、运动撕裂等原因造成的破裂，一般较易修复。手术时沿破裂处修剪形成创面，重新缝合即可，处女膜口以可容小指通过为度。术后应注意局部清洁，并根据具体情况适当抗炎治疗。对于已有多次性生活，处女膜破损严重者，凭借手术医生的从医经验，在手术时细心操作，虽然修复手术难度很大，但仍可以完全修复。手术效果非常满意。但实施处女膜修补术应避开月经期，一般应在月经干净后3~7天施行手术，术前3天每日冲洗阴道，保持阴道无炎症感染，为处女膜修补术后的恢复创造一个良好的外环境。

整形美容篇

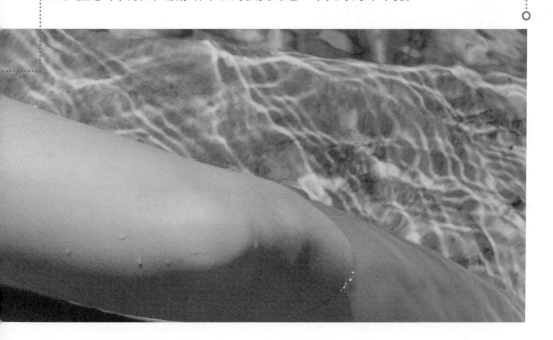

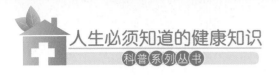

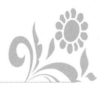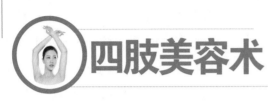

四肢美容术

为何天生与狐臭结缘

研究发现，一个人的体味对另一个人存在着很强的吸引力，甚而是可以牵动着彼此间的记忆，让人难以忘怀。男性的体味甚至可以造成女性的心理和生理的改变。但是有些体味非但不能吸引异性，反而让人退避三舍。腋臭就是最为明显的例子，腋臭往往是影响社交生活的重要原因。腋臭是年轻人常见的一种顶泌汗腺疾病，指腋窝散发出的一种难闻的、近似狐狸身上的特殊臭味，故俗称"狐臭"。年轻人正处在社交活动频繁和谈情说爱的时期，常因这股惹人讨厌的臭味而屡遭挫折。夏天出汗较多，衣着单薄，臭味就更加明显，使周围的人不愿接近，甚至闻而生畏，远远回避。这怎能不使患者感到尴尬和苦恼，又怎能不给患者及其家属的心理上带来压抑和烦恼呢？腋臭究竟是怎样得来的呢？

腋臭是顶泌汗腺分泌过多的疾病。

人的身上有汗腺数百万，按其分泌性质可分为两种：一是小汗腺，几乎遍及全身，一般在手掌、足底、面额部最多，其直接开口于皮表的汗孔，排出清澈汗液；另一种是顶泌汗腺，主要分布于腋窝、脐窝、外阴、肛门等长毛或皱褶处，寄生菌较多，可分解汗腺中的有机成分，产生短链脂肪酸及氨而发出特殊臭味，这种情况导致局部臭汗症的发生。由于顶泌汗腺的发育受性激素的影响，故腋臭多在青春期发病，青壮年期分泌最为活跃，气味也最明显，老年期则自然减轻或消失。天热汗多或运动后最为明显。据统计，此病多有明显的种族及遗传因素，其遗传方式属于显性遗传。

整形美容篇

轻松除腋臭，一夏无忧愁

腋臭是夏天最容易产生的问题，也是患者既无奈又难以启齿的"致命伤"。因为这个气味令人掩鼻，别人有可能因此不愿和患者接近。患者往往长期处在狐臭的苦恼中，对交际、工作、学习都会造成很大的麻烦。打扮得美美的要去上班甚至是约会，却败在因流汗而产生的狐臭上，不仅仅会让自信心全毁，也破坏了整天的心情。生活在今天这样极力推崇"无臭"的时代，自我感觉有臭味或疑心是不是有体味，都会成为人们的精神压力。

腋臭本身来说对健康并没有直接的危害，主要是一个社交问题，如果您个人觉得腋臭影响到您的社交、工作的时候，而且不能通过加强卫生或者是用一些药物来控制的时候，那就需要手术了。由于人们担心手术出血、伤口感染、术后瘢痕、妨碍上肢活动等并发症，有时会犹豫不决。其实目前多采用微创除臭，可以做到轻松除臭，一夏无忧。

微创"纳米刀"技术是一种微创治疗腋臭的手术专业术语。所谓微创无痕除臭的手术疗法，即于腋窝顶部设计2.5~3cm的平行于正常皱褶的切口，将皮肤与皮下组织分离，再用剪刀去除皮下脂肪组织以及真皮深层的毛囊和大汗腺，微创封闭切口，加压包扎。根据具体情况，术后使用抗生素以防止感染，一般7~12天检视伤口和拆线。此法皮肤张力小，术后瘢痕不明显，毛囊、顶泌汗腺去除彻底，不易复发。

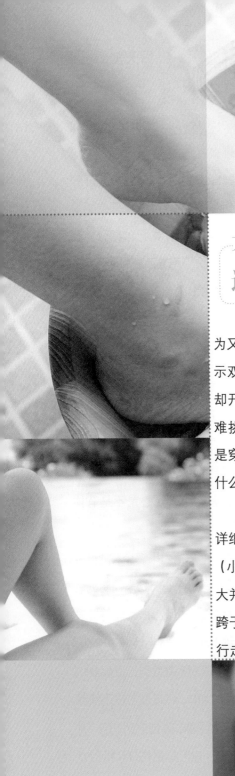

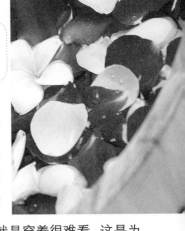

大脚骨整形手术
造就玉足美女

　　美丽的夏天来了，当我们因为又能穿着漂亮的凉鞋，尽情展示双脚魅力而兴奋时，有些朋友却开始郁郁寡欢了，因为她们很难挑到适合自己的时尚凉鞋，不是穿着夹脚、走路时疼痛难忍，就是穿着很难看。这是为什么呢？答案很简单，这是因为这些朋友患有拇趾外翻。

　　那您一定想知道什么是拇趾外翻吧？下面我们为您详细叙述。如图所示，拇趾外翻典型的外观是拇趾向外侧（小趾侧）偏斜并有向内向足底方向的旋转，拇趾根部膨大并向内侧突出，表面的皮肤增厚，第二趾呈槌状并可骑跨于拇趾之上。症状轻的患者仅是外观畸形，没有疼痛、行走困难等症状。症状严重的患者不仅局部疼痛不能长

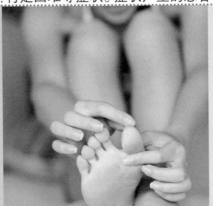

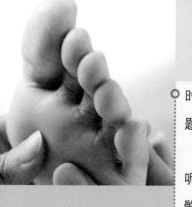

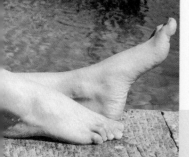

时间行走,还可能并发滑囊炎、关节炎,有时穿鞋都成问题,严重影响生活质量。

看到这里大家一定想问:拇趾外翻是怎么形成的呢?原因有两种:一是先天遗传因素造成的,是由于骨骼、韧带、肌肉先天发育异常而导致,这种患者常常年轻时就发病;另一种是后天因素造成的,包括长期穿窄头高跟鞋、长时间步行、外伤、类风湿性关节炎等疾病。当然也有不少患者同时具备两种罹患因素,更容易导致拇外翻的发生。

拇外翻是一种常见的足畸形,常见于女性,多在中老年出现明显症状,但并没有引起足够重视,很多严重的拇外翻患者,长期忍受病痛的折磨,也不去求医。虽然部分患者有求医的愿望,但许多大医院并不开展此项手术,也得不到相关医学常识,所以不得不继续忍受痛苦。还有一些患者虽然没有明显的不适症状,但因为足外形不佳,影响整体形象,甚至影响到心理健康,虽迫切想得到改善,但因找不到科学的健康指导,一直不知所措。还有些患者因为没有相关科学知识指导,听信不法商业广告,随意做手术,不仅花钱受罪还没得到应有的改善,处于更加茫然的状态。所以广大的患者朋友不仅应了解拇外翻的概念、病因,更重要的是要知道如果患有拇外翻该怎么办。

拇外翻的治疗大概分两类,一是保守治疗,一是手术治疗。保守治疗适于那些畸形和症状很轻的患者,可以佩戴矫形器、特制弹力套、脚垫等,以防病症继续发展。有疼痛或炎症的患者可以通过限制活动、冷敷、应用止痛

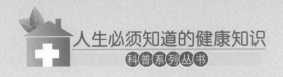

药、局部封闭等减轻症状。对于畸形和症状比较严重或保守治疗无效的患者，应该及时就医，进行手术治疗，当然，对那些症状不严重，但迫切希望改善外形的患者也可实施手术治疗。手术治疗的方法有上百种，总的来讲都是要对发生病理性改变的结构进行重建，比如说将肌腱切断或移位、将趾骨部分截除并复位、将跖骨截骨再塑形或截骨植骨再塑形、关节融合，等等，重点是将外翻的拇趾矫正，内翻的第一跖骨向第二跖骨靠拢，以改善形态，解除病痛。

最后，患者朋友要想有的放矢，顺利就医及完成治疗，有以下注意事项：

(1)应先去门诊看医生，让医生了解病情，作出明确诊断。

(2)要拍双足X线片，以便医生进一步明确病情，决定治疗方案。

(3)如果要手术应了解手术能达到的效果以及手术并发症。

(4)手术前要做各项术前检查，以排除各项手术禁忌证。

(5)安排好时间日程，让自己有充裕的时间轻松手术并顺利康复。

(6)要严格遵守医嘱，明确术后注意事项。

(7)矫正拇外翻的手术很多，但都有不同的适应证，而且每个病例都有自身特点，没有一种手术可以治疗所有的拇外翻畸形，所以不要轻易相信广告，一定要因人而异、因病而异，选择最佳治疗方案。

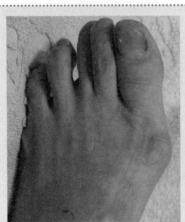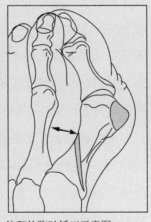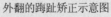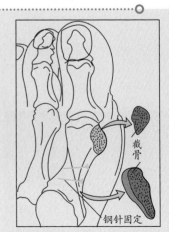

外翻的踇趾矫正示意图

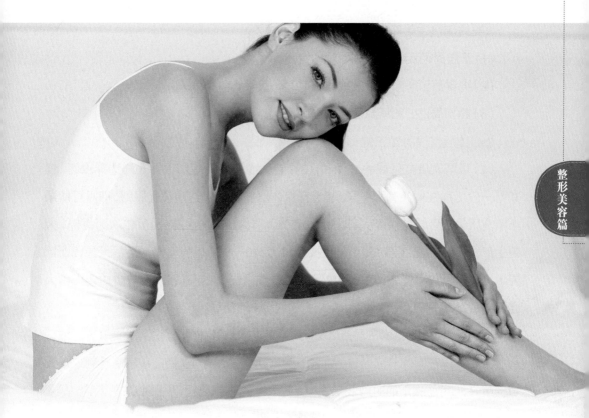

自体脂肪注射矫正不良腿形

　　修长的双腿能增加女性的高贵和魅力，因此许多人都在为如何得到修长漂亮的双腿而烦恼。特别是先天的下肢畸形患者，如"O"形腿或是"X"形腿，这让她们在夏季总是处于尴尬的境地。其实很多方法都能矫正腿形，目前自体脂肪移植矫正腿形的手术方法就深受需求者的青睐，手术给长期受困扰的爱美女性一个"重获新生"的机会。

　　矫正腿形的方法很多，这里推荐一种简单而实用的方法。我们知道脂肪是自体组织填充最好的材料，手感极好，外形可随意塑造，自体脂肪注射矫正腿形也是目前比较安全有效的方法。下面就让我们一起看看自体脂肪注射矫正腿形的适应对象、方法步骤及其注意事项。

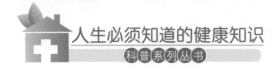
1.自体脂肪注射矫正腿形手术的适应对象

（1）下肢周径及体积左右不对称者。

（2）各种原因所致双下肢软组织发育不良者。

（3）腿部局部凹陷所致曲线欠佳者。

2.自体脂肪注射矫正腿形手术的主要步骤

（1）供区及填充区域的选择和目的：首先如同一般脂肪注射一样选择供区，但其与一般脂肪注射又有所不同，其选择自体脂肪供区应遵照临近原则，即尽可能采集填充区最近区域做供区。其顺序为：首先为异常突出的大腿外侧，依次为臀部、大腿上部、下腹部、上腹部。其填充主要部位为：由于先天性发育畸形及后天原因而需要增大周径及改善形态的小腿内外侧；大腿的内侧，改善其凹陷及减少内侧面两大腿间的距离；既往由于吸脂术而造成凹陷的大腿外侧等。

（2）手术过程：手术在局麻下进行，术前站位标出抽吸脂肪及需要填充区域，用肿胀麻醉法在脂肪供应区域，抽吸脂肪过滤后得到纯净脂肪。用特制针刺入需要填充区域肌肉筋膜下的肌肉浅层内，沿着大腿的纵轴前行，将脂肪注射入内，尽可能均匀、多方向地将脂肪分散在肌肉内。必要时轻轻按摩，使脂肪均匀分散，以免脂肪堆积在局部产生不平及肌肉挤压综合征，产生肌肉疼痛。脂肪注射量依据注射部位及想要填充的程度而定。单个部位一般在140mL，最多可达到270mL，对于脂肪较少的患者，必要时在3~6个月内注射2~3次，完全可达到理想的效果。

3.手术前后注意事项

所有受术者须无严重器官疾病，无出血、凝血方面的疾病，无糖尿病及免疫性疾病及神经运动功能障碍，双下肢无局部感染病灶。女性患者尽可能避免月经期手术，最好半个月之内无抗凝血药物及阿斯匹林使用历史。术前用温水洗双下肢。尽管手术不影响行走，但手术后尽可能减少行走，以利于恢复及消肿，但无须卧床休息，不影响正常工作。术后半个月尽可能使用弹力敷料，抬高患肢，避免血肿，收紧皮肤。口服消炎药3~5天。

BOTOX瘦腿，一针搞定

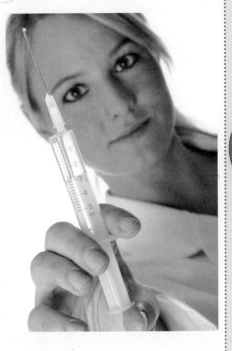

许多女性朋友一直被粗壮的小腿所困扰，都渴望拥有一双修长匀称的"玉腿"，再配上漂亮的短裙，将会魅力无限。可是往往事与愿违，夏季心爱的裙子不能穿，冬天望着款式新颖的靴子也不敢问津。如何塑造女性小腿的优美线条成为近来整形美容界关注的热点。从医学解剖分析，女性小腿部位的脂肪少而肌肉结实，小腿部常因肌肉发达而显得粗壮、臃肿，无论如何运动、节食，都难以拥有纤细美丽的小腿。使小腿变瘦和改变不美的腿形一直是纤体健身业和美容整形业的一大难题。

随着对A型肉毒素（BOTOX）了解的逐渐加深，临床经验的不断积累，其治疗范围越来越广。由原来的主治眼肌痉挛、面瘫等神经内科疾病，到近几年的美容整形等方面不断扩展。在整形美容方面，也由治疗动力性皱纹延伸到瘦脸，尤其是开始用于瘦小腿。其方法是把肉毒素注入小腿肌肉，从而让小腿肌肉萎缩。BOTOX瘦小腿可以针对那些因为小腿肌肉发达而导致小腿粗壮的人，能有效地将小腿瘦下来，让求美者在夏天也能和其他的女孩一样穿上漂亮的裙子。手术操作不需要麻醉，只需要在双侧小腿肌肉肥厚处选择几点，进行适量的注射即可，只需10多分钟时间。将A型肉毒毒素均匀地注射于腓肠肌内，是利用所谓"用进废退"的原理，使肌肉体积缩小，而致小腿变细、修长秀美。BOTOX瘦小腿2周以后，就可以感觉小腿曲线开始变化，这样的变化要到1~2个月达到顶点，也就是说效果要到1~2个月才达到最好。这样的效果可维持6~8个月，经过两次注射最终获得了纤细的美腿且不易复发。

如何才能让面部的皱纹消失

除皱——年轻10岁的奥妙

医学研究表明，皮肤老化的主要原因在于皮肤细胞在各种损伤因素的不断作用下，其生长能力及活力减弱，导致胶原蛋白、弹性纤维以及重要基质——透明质酸等物质减少。刚出生的婴儿的胶原蛋白及透明质酸含量大约是成人的20倍，而人到60岁又将减少40%左右。所以随着年龄增长，皮肤变得松弛、缺乏弹性、抵抗力低，出现皱纹、色斑等问题。现在应用PRP技术以及电波拉皮刺激皮肤产生胶原蛋白及透明质酸，当胶原蛋白源源不断地产生时，就会使皮肤真皮层的厚度和密度增加，从而再次托起皮肤的支架，填平皱纹，恢复皮肤弹性。另外，通过微创手术，将松弛的皮肤拉紧，从而使皮肤看起来紧致白皙嫩滑，又重新让人们找回了青春的自信。因此，只要选择适合于自己的方法，现代技术让你年轻10岁绝对不是梦！

皮肤衰老离我们有多远

随着科技的发展，审美观的不断变化，N多护肤、化妆品的出现，在一定程度上延缓了人的衰老程度。但是毕竟岁月挡不住，衰老的痕迹还是会悄悄爬上人们的脸庞。皮肤衰老究竟离我们有多远呢？

皱纹是面部衰老的见证，其原因多多，现简单归纳如下：

（1）自然老化：幼儿的脸蛋光滑白嫩，且富有弹性；而年过花甲老人的面部皮肤却干燥皱褶，失去弹性。这是随着人的年纪增长，皮肤细胞的分化会越来越慢，分泌合成的胶原及透明质酸远远小于分解的速度，从而真皮渐渐变薄，真皮下的脂肪细胞也逐渐开始萎缩，皮肤组织变得越来越松弛。等到皮肤失去弹性，皮下胶原发生断裂，就会产生皱纹，出现皮肤松垂。

（2）外部环境：日光，主要是其中的紫外线对皮肤的伤害远远超出人们的想象。总的来说，皮肤过早老化的九成因素来自紫外线，而这个伤害大多在20岁时就开始了。紫外线会直接损伤皮下胶原纤维，使之松弛甚至断裂，致使皱纹产生，导致皮肤老化。我们知道居住在高原地带、黄土高坡的人，以及饱受海风吹、太阳晒的人皮肤老化更早且更严重。所以适当应用防晒霜是很有补益的。另外，经常暴露在寒冷、高温、干燥、烟雾的环境对皮肤的衰老也有一定的促进作用。

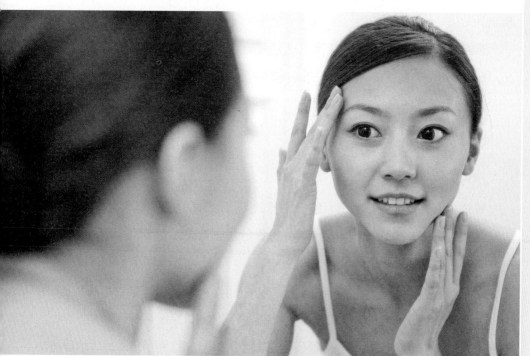

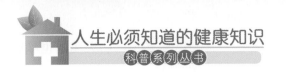

(3)习惯动作：人们的喜怒哀乐会经常写在脸上。长时间的重复性动作将使肌肉形成固定而长久性收缩，从而形成特殊的皱纹。比如抬头纹、眉间纹、鱼尾纹等。同时睡眠的姿势也会影响皱纹的产生，部分侧卧的人早起会发现眉间纹严重，这是皮肤重力和枕头向上的推力交汇在眉心而形成的。

随年龄增长，人的皮肤衰老过程如下。

(1)初期衰老特征(20~29岁)：面部、眼部出现细纹和表情纹，色斑、眼袋开始出现。

(2)中期衰老特征(30~39岁)：嘴角、眼角皱纹增多，表情纹增多，面部轻度松弛，泪沟和法令纹加深，嘴巴慢慢往内缩，缺乏弹性。肤色变暗、肤质粗糙、色斑加深、扩大。

(3)重度衰老特征(40~50岁)：肌肤分泌油脂减少，干燥紧绷，面部及嘴角皱纹严重，眼窝明显凹陷，两眼间的川字纹变得深刻，脸部下垂明显，椭圆形脸部轮廓渐渐消失。

您的肌肤已经老化了吗？想要肌肤延缓衰老，您必须了解自己的肌肤所处状况，所谓"知己知彼，百战不殆"。所以一定要选择合适的治疗护理模式，呵护您的肌肤，让你青春永驻！

小切口除皱术——美丽的法宝

皱纹出现会直接破坏您精心维持的容颜，轻而易举地"出卖"你的年龄。爱美者和皱纹之间注定有场激烈的"战斗"，选择除皱方法是关键，微创小切口除皱术是您美丽的法宝，小切口除皱是您最好的选择。

面部皮肤柔软、细嫩、血运丰富，具有较好的弹性，但随着年龄的增长，在人的面部逐渐形成所谓动力性皱纹及重力性皱纹。微创小切口除皱可以消除这些皱纹，还爱美女性一个青春梦。手术只在额、颞部做较小的小切口，利用特殊的手术器械，

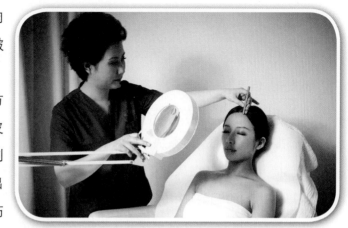

借助内窥镜做皮肤肌肉深层的分离，将额肌、皱眉肌、降眉肌部分切断，将掀起的皮瓣向头顶方向挤压、固定，使面部皮肤提紧以减轻皱纹。微创小切口除皱术是安全、出血少、恢复时间短、创伤小且能取得良好效果的面部除皱新技术。

整形美容篇

以往的额部除皱，通常需要纵行的冠状切口，切口贯穿整个头顶部，且伤口张力较大，对患者的发型有很大的影响。微创小切口除皱术采用的是纵行小切口，伤口没有张力，术后瘢痕非常小且隐蔽。

那么，微创小切口除皱术适应哪些群体呢？一般30～45岁之间的女性都可以接受小切口除皱术；对于皮肤松弛、皱纹明显，对传统除皱手术有惧怕心理的患者，也可以考虑微创小切口除皱术。

小切口除皱术后如何护理呢？一般情况下，手术后要在医院恢复室进行短时间的观察。除皱术后面部需要用绷带包扎，观察几小时后再决定患者是否可以回家，或者是要继续留院观察。小切口除皱术后每个人所需的恢复时间差异较大。术后睡眠时要抬高头部，以减轻肿胀和血肿；不要进食辛辣刺激性食物；禁止服用阿司匹林等影响凝血的药物。一两天后，绷带和引流将被去除，此时可看到面部肿胀和瘀斑。不必担心，这也是一种正常现象，术后24～48小时最为严重，可能需数周消散。瘀斑一般在术后2周消失。微创小切口除皱术后面部可能会有一些麻木，可持续数周或更长。术后一周拆线。术后早期应避免过度用力、弯腰和举重物，一般在术后2周可恢复工作，4周可恢复体育锻炼。暂时要避免太阳光直接照射，要长期使用防晒霜保护皮肤。

面部提升术——还给您青春

目前人们的生活水平提高了,不论是在物质还是在饮食方面都可以说是发生了不小的变化,但是有一种规律是不会更改的,那就是随着时间的不断推移,人们的年龄在不断的增长,皮肤在不知不觉中衰老,皱纹的增长也成为不可避免的事实。现在面部提升术可以很好地解决皮肤松垂的问题,祛除皱纹,还您美丽青春。

面部提升术是一种效果肯定,持续长久,易于接受的除皱手术。这种手术在很多国家都非常流行。目前常用的术式有三种,下面就逐一介绍。

(1)上面部提升术。上面部提升术是解决前额皱纹与松弛现象及鱼尾纹的提升除皱术。手术操作时按设计线切开额部正中皮肤达帽状腱膜下,再用特制的平板分离器于此层向前分离,直达眉上部及鼻根部,之后用特制的钩状剥离子切断部分额肌、皱眉肌、降眉肌,解决鼻根部皱纹(眉间纹、鼻横纹)以及颞部向额部、眉外侧和眼角分离,然后进行筋膜悬吊固定、使皮肤向后上方提紧缝合。

(2)中面部提升术。这种除皱术在颞部头发里隐蔽操作,可以解决眼角放射状的鱼尾纹,提升眼角下垂、眉角下垂,进而解决面颊下垂。改善鼻唇沟过深现象,解决嘴角下垂现象,一举多得。中面部提升除皱是最常规的提升除皱术,占该手术的90%以上。此类手术的特点是痛苦小,面部肿胀轻微,不影响正常的工作和学习,面部上提效果好,外观可年轻6~10岁。

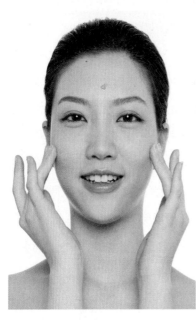

(3)全面部提升术。这种面部提升除皱一般针对面部整体下垂严重,松弛明显者,多适宜45岁以上人群。手术除解决额、颞及面颊部皱纹之外,同时将颏颈部松弛皮肤拉紧,使面部整体变得紧致而富有弹性。术后整体感觉似年轻10岁左右。

形体雕塑

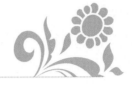

微创吸脂术

1、神奇吸脂，永不反弹

追求体形美者自古有之。现代外科领域自19世纪70年代开始对腹壁脂肪行切除塑形，腹壁的切口有数十几种类型。20世纪70年代首次发明了负压吸脂的方法，但由于技术不完善，术后可发生血肿、血清肿甚至肺栓塞等严重并发症。80年代后期，Klein发明了肿胀吸脂技术（tumescenttechnique），获得了很好的吸脂效果，是一种安全、失血少、组织损伤轻、止痛效果好的技术。在此基础上我们采用B超术前定量脂

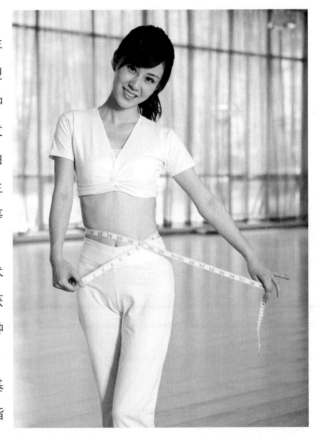

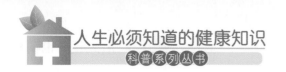

肪厚度。术中以静脉镇静麻醉，患者无痛苦，特别是采用内窥镜监视技术，通过纤维光导镜头，将吸脂术进行情况显示在电视屏幕上，可以准确反映吸脂量，保证吸脂均匀，术后皮肤平坦。

现代吸脂术在20世纪80年代有了很大的进步，主要是麻醉方法和手术器械的改进，使得这种手术的创伤更小、患者恢复更快，患者几乎是在无痛苦的情况下接受手术，由于这些优点，这种手术在国外开展得较为普遍。在美国每年有数十万人次接受手术，可见这种手术是普遍受到欢迎的，国外也把这种手术称之为"形体雕塑技术"。从这一点我们也可以看出这种手术更侧重于对人体形态的改进。通过这种手术，几乎可以对人体的任何肥胖部位的脂肪进行抽吸——形体雕塑，以达到改善形态的目的。

人体的皮下层称为皮下浅筋膜系统（super ficialfascial system,SFS），该系统实际是由纤维分隔开的浅、深两层脂肪构成，浅层称为晕层，深层称为板层。随着年龄的增长，脂肪分布不断发生变化，但是变化最大的是板层脂肪。肥胖者板层脂肪可达正常数值的十几倍厚，而晕层脂肪仅是正常的2倍厚。而板层脂肪主要分布在腹部、大腿上部、腰部、上臂及胸部等，所以局部肥胖者多以这些部位为主要表现。脂肪细胞在成人数量是不变的，但大小是变化的，肥胖就是脂肪细胞体积增大的结果。由于有浅筋膜隔的存在，所以在过度肥胖者就形成了脂肪小丘，十分难看。吸脂时两层脂肪都吸，吸板层脂肪可以有效减少脂肪细胞的数量，而通过抽吸晕层脂肪可以刺激真皮组织，使皮肤收缩，从而达到很好的塑形作用。也正是这些原因使得微创脂肪抽吸后不会反弹。

2、躯干吸脂让你拥有魔鬼身材

每个女人都想拥有魔鬼身材，所谓魔鬼身材，即凹凸有致，增一分则胖，减一分则瘦。吸脂术就是哪肥减哪，可为你打造凹凸有致的魔鬼身材，实现人们瘦身塑体的愿望。

一般影响人体曲线的部位是腰腹部、臀部、背部、髋部及大腿。其中腹壁松垂或脂肪堆积过多，最影响人体正常的曲线美。虽然通过体育锻炼可以增强肌肉的张力，但已经松垂的皮肤，却只能通过手术才可得到矫正。

腹壁是由皮肤、皮下脂肪、腹肌和腹膜所构成，在抽吸皮下脂肪层时，要谨防误伤腹膜，防止意外事故的发生，尤其是在对待腹壁组织松弛者。腰腹部的抽脂减肥术，直接将肥大的脂肪细胞取出，使局部的脂肪层变得很薄，使腰围变细。

由于脂肪细胞被取出来了，反弹变胖的物质基础不存在了，也就不会再发胖了。腰腹部的脂肪一次可以抽吸出800~4000mL。脂肪抽吸量的多少应根据受术者的自身情况而定，并非抽吸量越多越好。抽吸量越多，并发症出现的概率也就越大。现在一般对患者的抽脂量控制在3000mL左右，对于体重较大的患者，5000mL已是安全极限。其实抽脂量较大的患者分次抽脂，亦能达到很好的塑身效果，同时又能保证自己的生命安全。

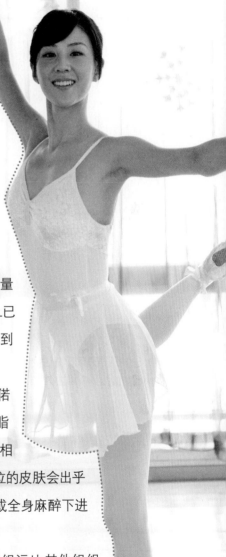

人的皮肤具有良好的弹性，如同初产妇在生产以前偌大的腰围在产后一个月内就能恢复如初了。在做躯干吸脂手术时，一部分的皮下营养小血管受损，使皮肤的营养相对减少了，过多的皮肤需要回缩，过了一段时间，手术部位的皮肤会出乎意料地松紧适度了。躯干吸脂手术最好在硬膜外麻醉或全身麻醉下进行，较之局部麻醉手术更为安全、彻底。

另外，局部吸脂后对体重影响并不很大，脂肪组织远比其他组织轻。一般来说，大多数人术后体重会有所减轻，还有少部分人体重变化不明显。但吸脂主要是塑体，而不完全是为了减肥。吸脂后，体形不再臃肿，线条得到了极大的改善，人体曲线就会变得匀称而优美多了。

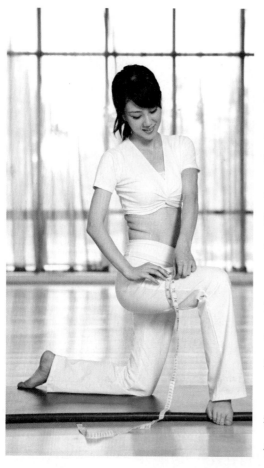

3、摆脱大象腿，恢复曼妙身姿

大象腿让女人苦恼，损坏了女人的形象美，让女人不能享受穿短裙的愉悦，都是"大象腿惹的祸"。大腿粗胖大大影响女性的体态美，这和遗传有必然的关系。假如家族里大部分成员的腿都是又粗又肥，那您也大有可能大腿臃肿，而现在的大腿吸脂术能恢复你的曼妙身姿。

从我们黄种人的体形来看，成熟女性的体形基本上近似梨形，即上半身瘦小，下半身肥胖，宽大的臀部、粗壮的大腿给人以沉重的感觉。

一般来说，大腿的脂肪分布往往不均衡，前侧脂肪堆积时，大腿前侧像弓状隆起，外侧和后侧脂肪堆积时，如同臀部下垂一般显得大腿特别的短，大腿内侧脂肪堆积时，夏季两腿摩擦时，会有难言的烦恼。大腿的中心是股骨，包绕着强而有力的骨骼肌群。在大腿内侧的上端有股动脉和股静脉进入肌肉的深层，在大腿后侧的深层肌肉里通向小腿神经干。

减肥，每天都在与肥胖斗争！苗条的身段、路人热辣的眼光和高"回头率"是每个女孩的梦想。各式各样的减肥方法都尝试过，可是每次都坚持不下来。偶尔有效，但体重很快反弹。要减肥，但不要太累，是很多女孩的真实想法。于是千奇百怪的减肥方法应运而生，其中不乏许多危险的方法。

大腿部抽脂减肥术要结合本人的气质特点，综合臀部及小腿的粗细，选择合适的形态。通常臀部不大，小腿不粗的人，可以把大腿的肌肉显露出模糊可见，给人以硬朗有力的感觉；臀部较大，小腿不细的人，则需要保留些脂肪，不至于更加显示出臀部及小腿的不均匀，但无论如何也要吸除大腿后上方的过剩脂肪，这样才会使大腿显得苗条。手术是在硬膜外麻醉下，从两侧腹股沟内侧或臀横纹内侧做小切口进行的，手术后没有明显的痕迹。

4、手臂吸脂，秀出性感玉臂

酷夏最性感的装扮就是吊带装。小露香肩，轻舒玉臂，让人心动不已。但是对于胳膊粗壮的"美眉"来说夏天却是一件痛苦的事情，吊带装会将肥胖的双臂一览无遗。这个位置一般的减肥方法只能望而兴叹，而局部吸脂瘦身无疑是最好的办法，能快速去除脂肪，显现出臂部的完美线条，秀出属于你的性感。

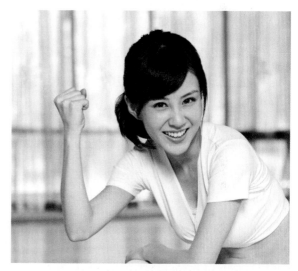

虽然手臂吸脂不是什么困难之事，但是在吸脂的同时一定要保持臂部的形态自然，骨感而不失圆润。专家在进行臂部吸脂时，都会严格遵照美学上的观点，微创操作，安全无痕，保证臂部皮下脂肪除尽，显露骨感，同时保证吸脂后肌肤的平整以及顺滑。

通过手臂吸脂术来改善上臂赘肉及肩背部的宽厚，可以使女性的臂膀变得更加

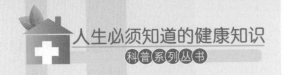
骨感而富有动感之美。微创吸脂都是由最为资深的专业医师操作,安全可靠,不会影响患者的工作及日常生活,术后会有轻微的不方便,经过了1~2个星期的恢复期后,您就可以尽情地秀出双肩的性感了!

有很多上臂部肥胖的人,经常问应该怎么做上臂部吸脂塑形术呢?其实我们应当知道身体当中上臂部是难以蓄积脂肪的,但是一旦蓄积了脂肪,就很难除去。特别是擅长上肢运动的人,一旦停了下来,上臂部就会蓄积脂肪,不管您采用什么样的手段,巧妙地隐瞒您的年龄,但始终瞒不过人的地方,便是上臂部。

上臂部是以肱骨为中心,周围包绕着驱使上肢运动的肌肉,以前侧的肌肉最为发达,内、外、后的肌肉则很薄,在内侧肌肉中间穿行着重要的神经和血管。

上臂部的脂肪多蓄积在上臂的后侧,肥胖的肩臂部脂肪一直可以延续到肘关节部。在上臂部的后侧离重要的血管、神经距离很近。上臂部抽脂减肥术的手术方法是在腋窝开一个小口,将上臂部后侧及肩部的脂肪分层、均匀地抽吸出来。手术是在局部麻醉下进行,术后包扎两天,只需换药一次。当您穿上无袖衫或太阳裙时,轻盈的双臂定会为您增光添彩。

一般来说,手臂的运动量相对较少,因此,很容易在此堆积脂肪,迷人的手臂变成了"蝴蝶袖"。爱美的女士一直都在苦苦寻找手臂减肥的妙法,瘦手臂吸脂术就是利用高科技仪器,通过皮肤的小切口进入皮下,将前臂堆积的脂肪组织吸出,以改善肥胖体形。手术能有效地破坏脂肪细胞,达到永久减肥的效果,适用于体重相对正常,但双侧前臂部脂肪过多者。目前吸脂术主要分为两大类,即干性吸脂术与湿性吸脂术。而湿性吸脂术又分为无辅助性湿性吸脂术与辅助性湿性吸脂术。干性吸脂术即传统的吸脂术。其操作是向多脂部位注射少量局麻药(利多卡因盐水),然后用抽吸管进行负压抽吸。干性吸脂术中患者疼痛明显,出血多,操作费力,术后容易出现皮肤瘀斑、凹凸不平等并发症。

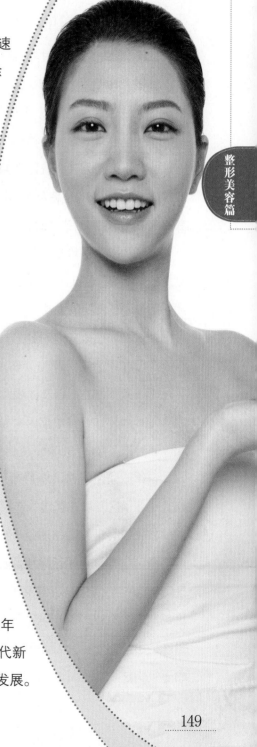

5.形体雕塑不可忽视的问题

外科手术减肥塑身是一门起步较晚而发展迅速的外科技术。目前方法也是名目多样，主要有：除脂塑身整形术、微创胃肠重组减肥术。

从19世纪末世界上第一例脂肪切除整形术开始，除脂手术经历了多种探索与曲折才逐渐成熟，并随着医学科学技术的发展而不断进步。除脂整形外科的发展历程大致可分为以下三个阶段

（1）脂肪切除塑身整形术：从19世纪90年代(1889年)到20世纪60年代，主要是单纯的皮肤脂肪切除整形术，即将体表堆积的脂肪连同表面松弛的皮肤一并切除进行减肥与形体雕塑，以达到苗条躯体和减肥塑身的目的。常见部位主要是腹部、臀部和四肢。此间也开始了脂肪抽吸术的初步尝试。

（2）脂肪抽吸塑身整形术：从20世纪70年代到90年代，以脂肪抽吸整形术为主，并在肿胀麻醉技术的基础上获得极大发展，逐步取代皮肤脂肪切除成为除脂减肥的主要方法。我国1987年由济南中心医院韩秉公和周兴亮率先开展此项技术。

（3）现代脂肪抽吸塑身整形术：自20世纪90年代后开始，超声、电子、振动辅助吸脂术等多种现代新技术的产生，使除脂塑身手术得到了进一步完善与发展。

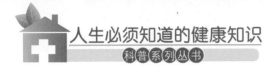

无与伦比的脂肪移植术

1.自体脂肪颗粒注射，双腿呈现迷人曲线

移植（transplantation）是指将个体的细胞、组织或器官（移植物）用手术或其他方法，导入自体或另一个体的某一部位，以代替原已丧失或部分丧失功能的一门科学。根据导入移植物（graft）不同，分为血管移植、神经移植、皮肤移植、脂肪移植、肌腱移植以及复合组织移植等。自体脂肪移植（autologous fat transplantation）就是将自体脂肪组织或细胞通过手术或注射的方法转移至自体的其他部位，以达到治疗目的。

修长的双腿能增加女性的高贵和魅力，然而对腿形不佳的女性来说，夏季是一段尴尬的时光。最近出现的肌肉内颗粒脂肪矫正双下肢形态不佳的手术方法，给长期受腿形不佳困扰的爱美女性带来了福音。

自体脂肪肌肉内注射腿形矫正术适合于哪些人士？

（1）先天性或后天性(外伤、烧伤、药物使用)双下肢软组织发育不良者。

（2）双下肢在周径及体积上不对称者。

（3）腿部非纤维收缩因素导致的局部凹陷区域。

（4）双下肢内侧凹陷，两腿部距离宽于正常值，俗称"O"形腿。

自体脂肪注射移植腿形矫正术的步骤如下。

（1）供区及填充区域的选择和目的：

首先如同一般脂肪注射一样选择供区(donor site)，但其与一般脂肪注射又有所不同，其选择自体脂肪供区应遵照临近原则，即尽可能采集填充区最近区域做供区，其顺序为：首先是异常突出的大腿外侧，再依次为臀部、大腿上部、下腹部、上腹部。其填充主要部位为：由于先天性发育畸形及后天原因而需要增大周径及改善形态的小腿内外侧；大腿的内侧，改善其凹陷及减少内侧面两大腿间的距离；既往由于吸脂技术问题而造成的腿部皮肤表面凹陷。

（2）手术过程：

手术在局麻下进行，术前站位标出抽吸脂肪及需要填充区域，用肿胀法在脂肪供应区域抽吸脂肪，过滤后得到纯净脂肪。用特制针刺入需要填充区域肌肉筋膜下，肌肉浅层内，沿着大腿的纵轴前行，将脂肪注入，尽可能均匀地多方向将脂肪分散在肌肉内。必要时轻轻按摩，使脂肪均匀分散，以免脂肪堆积在局部产生不平及肌肉挤压综合征，产生肌肉疼痛。脂肪注射量依据注射部位及想要填充程度而定。单个部位一般在140mL，最多可达到270mL，对于脂肪较少的患者，必要时在3~6个月内注射2~3次，完全可达到理想的效果。

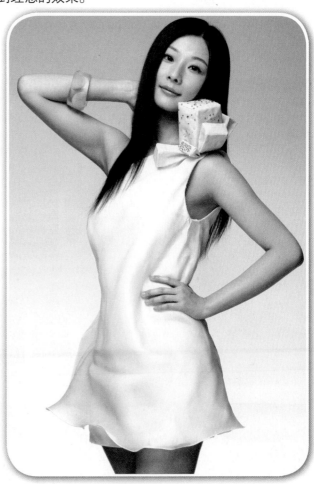

（3）手术前后注意事项：

所有受术者须无严重器官疾病，无出血凝血疾病，无糖尿病及免疫性疾病及神经运动功能障碍。双下肢无局部感染病灶。女性患者尽可能避免月经期手术，最好半个月之内无抗凝血药物及阿斯匹林使用历史。术前用温水洗双下肢。

尽管手术不影响行走，但手术后尽可能减少行走，以利于恢复及消肿，但无须卧床休息，不影响正常工作。术后半个月内尽可能使用弹力敷料，抬高患肢，避免血肿及收紧皮肤。口服消炎药3~5天。

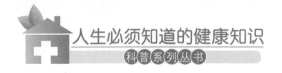

人生必须知道的健康知识

科普系列丛书

2.自体脂肪丰胸让你性感无穷

优美的胸部曲线是女性特有的魅力，是许多爱美女性的终极追求。但是提到丰胸，一般的方法难以见效，人们又往往不愿意开刀植入假体，怎么办呢？其实，还有一种不错的方法—自体脂肪丰胸，即利用自身的发育状况，重塑形体，美丽尽在自己的掌控中！

丰挺的胸部，是女性曲线美的重要组成部分。然而有些妇女，由于发育不全、哺乳后萎缩或肿瘤手术等原因造成乳房缩小——小乳症。那么该如何解决女性胸部平坦这个负担和遗憾呢？

以增加乳房体积为目的的各种治疗方法在世界各地颇为盛行。用药物或器械的方法效果不好，而且还易产生副作用。唯有以增加乳房内容的隆胸术才被证明确实

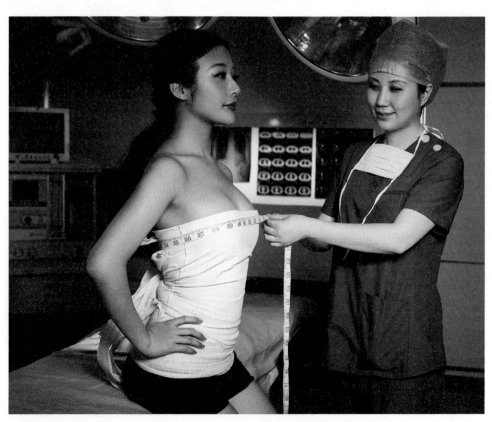

是有效的。目前最为流行的隆胸术为向乳房内填入"硅胶袋"的假体隆胸和向乳房内注入"英捷法乐"或"奥美定"的注射隆胸。这些方法确实有效而且在大量应用，但它们有一个共同的问题就是它们都是人工合成的化学产品，容易出现一些并发症，例如硅胶袋隆胸易破裂，给患者带来损害甚至癌变。

近年来国内有些医院开展了以自身脂肪为内容的自体颗粒脂肪移植隆胸术治疗。就是将腹部、臀部或大腿等部位的多余皮下脂肪吸出后经过处理再注入其自身的乳房中，每侧乳房可以注入脂肪150~200mL。双乳完全可以达到隆起，挺拔、美观的要求。这种方法的最大优点是注入的脂肪是自身的，不会发生排异反应，也不会发生任何不良副作用和后遗症，效果是终生的，是天然的，免除了使用化学合成产品可能带来的副作用和后顾之忧。

自体脂肪移植丰胸尤其适于有些肥胖，既想减肥又想隆胸的女性，可以减肥、隆胸一举双得。多数人都有多余皮下脂肪囤积，均可做此种手术。手术在严格无菌操作下进行。不用切口，只用注射器即可完成。只要掌握好适应证，技术操作熟练就是安全的，手术可以在门诊局麻下进行，不用住院，术后休息1~2天即可，一般不会影响工作。

自体脂肪丰胸有以下优势：

（1）选用填充材料为自体组织，其生物学特性远远优于任何假体材料。由于是自体组织的一部分，没有排异反应，不会产生过敏症状，术后并发症也会降低。

（2）脂肪颗粒移植取材容易，组织来源丰富。可从局部脂肪堆积的部位进行微创抽吸，通过精细的筛选，选择优质存活脂肪，操作简便、安全可靠、易于成活。

（3）不需对胸部进行剥离，微创、术后无痕迹，丰胸后不影响哺乳。

（4）自体脂肪移植丰胸，往往是在局部脂肪堆积的部位（腹部，臀部等）抽取脂肪，而这些部位往往也是影响体形曲线的敏感地带。因此，自体脂肪移植在丰胸的同时，还可以达到减肥塑身的效果，一举两得。

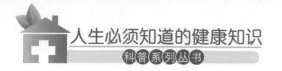

3.脂肪干细胞面部填充演绎不老的传奇

干细胞移植技术是最先进的抗老化医疗新技术。这一技术是应用特殊技术从脂肪组织中分离出脂肪干细胞，单独或配合脂肪移植，大大提高了移植脂肪的生存率，并加强了皮肤胶原的修复和再生，使临床效果更加完美。我们现已具备实施此项先进技术的实力，不久将更好地服务于求美者。

做面部凹陷者脂肪干细胞移植手术时，一般用美蓝标记出面部凹陷区域范围，在相对隐蔽处选择进针点。进针点行局部麻醉后，用12号针头连接装有脂肪幼细胞的2.5mL注射器由远到近注入经过精心培养繁殖的脂肪干细胞，使其均匀分布于皮下。

注射脂肪干细胞前，回抽观察有无回血，尤其是眼眶周围，以避免注射到血管内。注射时，应以最小的压力缓慢推入凹陷区。每一注射点应间断扇形"线"状注射，即采用跳跃式线状注射技术。避免注射成较大的团块，采用多点分层注入，以免影响血运。注射量要超出需要量的20%～30%，注射后轻柔按摩，以使脂肪干细胞分布均匀。

移植受区轻度适当加压包扎，控制活动量2天，避免或减少移植区域肌肉活动一周。目的是防止移植的脂肪干细胞移动，避免新生血管损伤。

面部微创脂肪干细胞移植填充术的优点：

（1）脂肪干细胞移植对老化的皮肤组织有很好的再生效果，可以恢复皮肤的年轻态。

（2）脂肪干细胞移植后体积可增加2～5倍，因此，少量的脂肪干细胞移植就可以取得理想的手术效果，而且因为随着脂肪干细胞的分化，脂肪细胞的体积亦逐渐增大，手术效果维持时间大大延长。

（3）由于是少量的脂肪干细胞移植，脂肪幼细胞赖以生存的机体内环境营养就会更加充足，手术后脂肪干细胞在如此优越的生存条件下，能够快速适应，因此脂肪干细胞移植后肿胀时间短。

（4）术后不会出现自觉脂肪干细胞移植部位2个月之后再次变小的现象。

（5）因为脂肪干细胞是在无菌状态下进行品质管理，因此脂肪干细胞移植手术后，面部脂肪干细胞移植部位不会发生脂肪细胞坏死、感染等不良现象。

（6）脂肪干细胞移植填充手术更加安全，得到过韩国食品药品监督局的正式许可，因此此方法是对效果和安全性有保障的治疗法。

（7）使用范围较传统脂肪移植术更加广泛，即使是偏瘦的人，也能够进行脂肪干细胞移植手术。

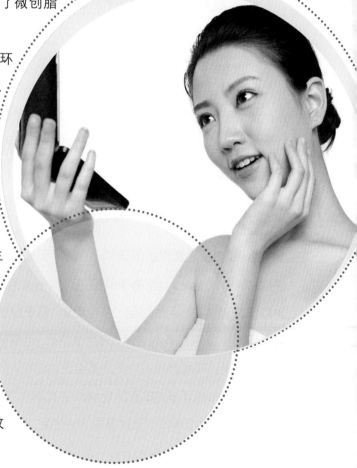

面部脂肪干细胞移植开创了微创脂肪干细胞移植手术的新天地。

随着年龄的增长，皮肤生存环境恶化，皱纹出现，面部老化现象越来越严重。原因之一就是脂肪萎缩，表皮层和真皮层逐渐变薄。特别是眼睛周围的皮肤，表皮天生较薄，而当血液流经此处的大静脉时，便会出现蓝黑色的眼圈，形成眼袋，继而产生眼部皱纹。面部老化现象更加严重。面对如此严峻问题，脂肪干细胞移植填充术将带给你美丽的希望。

自体脂肪干细胞填充除皱适应范围很广，对于一般的皱纹

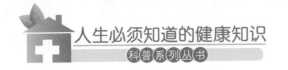
都可以应用,普遍适应于额头皱纹,眼周皱纹,眉间皱纹,鱼尾纹,口周皱纹,面部皮肤松弛、轻中度下垂及局部脂肪堆积、皱纹细浅者。尤其适合于其他皮肤填充剂不便注射的皮肤菲薄部位的细小皱纹(浅皱纹)。

浅皱纹一般分布在脸部,多集中在眼部和唇部四周。浅皱纹的形成一方面与皮肤的自然老化有关;一方面又与人的表情有关,如经常微笑、大笑会导致唇部周边的皱纹形成;而眨眼,用手指揉眼部,又会促进眼部周围的细纹出现。由于浅皱纹主要与表皮变薄和皮肤的干燥缺水有关,所以脂肪干细胞移植手术对浅皱纹的抚平有着显著的效果。

另外,脂肪干细胞移植手术对眼袋的去除、下眼睑眼袋处的黑眼圈、色素沉着有着显著的作用。

4.自体脂肪塑体,随心所欲

1889年,Van der Meulen首先报道了脂肪组织的自体移植,1893年Neuber应用自体脂肪移植充填软组织缺损获得良好美容效果,至20世纪30年代,脂肪移植成为得到整形外科界确认的方法,近年来已在国内外得到广泛应用。

近年来随着中国医疗美容事业的迅速发展,自体脂肪移植项目也取得了长足进步,在缩短手术时间、最小化创口、术后恢复、有效控制并发症等方面取得了突破性进展。

适用范围:修复软组织缺损,广泛用于身体、面部的各部位塑形。其优点是:移植物为自体组织,其生物学特性远远优于人工组织代用品、异体或异种材料,脂肪颗粒来源丰富、操作简便、安全可靠、易于成活。脂肪提取部位(供区)、脂肪注入部位(受区),形态均匀自然,无体表阴影,可重复注射,易于塑形。

自体脂肪颗粒移植有广泛的适应证,如用于充填面部皮下凹陷性缺损或畸形,如单侧或双侧颜面萎缩,面部软组织发育不良,颧、颞、额.眶区的凹陷,面部手术或外伤性造成的凹陷,上唇过薄或人中过短,鼻唇沟过深,耳垂较小等;用于先天性乳房发育不良，哺乳后乳房萎缩，双侧乳房大小不对称，乳头凹陷畸形；用于吸脂术后的凹陷，身体其他部位软组织凹陷，如臀部、大腿、小腿弯曲等；手部软组织萎缩（俗称"鸡爪手"）；生殖器的改形塑造，如阴茎增粗，改善阴道松弛、萎缩等。

自体脂肪移植，就是从人体自身某些部位吸取多余的皮下脂肪细胞，然后经过对吸出的混合物进行净化处置、注入药物得到复合脂肪颗粒，选择完整的颗粒脂肪细胞通过注射的方式再移植到自己需要进行脂肪填充的部位，例如乳房、嘴唇等，用以治疗胸部扁平、两侧乳房不对称、浅表微细皱纹、薄嘴唇隆成厚嘴唇等。自身抽取再注进去的脂肪没有排异反应，可以实现瘦身、美颜兼得的梦想。

减肥：目前先进的脂肪抽吸和脂肪移植手术都是密闭状态下完成的，由于脂肪组织完全与空气隔绝，无菌性强，减少了感染，对患者来说更安全。而加压注射防止了激进注射的卡壳"现象"，能够控制移植脂肪量，使得减肥的部位对称和均匀。

丰胸：自体脂肪移植减肥、丰胸，从理论上讲，这是最为理想的隆胸方法，而且相对假体隆乳有着不可替代的优点。如果采用硅胶植入人体可能有诸多不适及并发症，如渗漏、老化等问题。但是自体脂肪就好多了，可以多次反复注射，非常容易控制乳房的高度和大小，塑形后的手感柔软自然、滑润细腻。而且用自身脂肪隆乳还减去了其他部位局部堆积的脂肪，修整了女性的曲线，真正实现了形体雕塑中任意加加减减的梦想。

翘臀："搬家"后的脂肪还能被注入眉间皱纹、眼角鱼尾纹，从而起到减缓和抚平皱纹的作用。这种新一代的脂肪移植技术，具有更细腻的脂肪细胞处置技巧，要求脂肪细胞在移植的过程中不致破裂坏死，进而提高存活率，所以没有排斥问题，而且伤口小。这样一来，这种新型的脂肪移植术不只应用于脸部皱纹，而且对于脸上的各种凹陷，比如小坑、上唇过薄、鼻唇沟过深、耳垂较小等，也是一种自然而又没有后遗症的治疗方案。

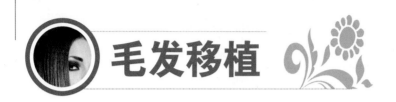

令人尴尬的"地中海"是怎么形成的

我们常常见到的"地中海式秃发"在医学上称之为雄激素源性脱发,顾名思义,其主要原因是"雄激素"。虽然其病因尚未完全明了,但目前的研究表明,雄源遗传性脱发是一种雄激素依赖的多基因遗传性疾病。

(1)毛发生长周期的改变。正常的毛发生长周期包括三个阶段:2~6年的生长期,2~3周的退化期和大约12周的休止期。通常情况下,生长期和休止期的比例为9:1。此类患者毛发的生长期明显缩短,由于休止期的长短是毛发长短的决定性因素。因此新的毛发的最大长度远比原来的毛发要短,与此同时,休止期的毛发比例大幅上升,进而导致大量纤细的毛发产生,久而久之,便产生了明显的脱发。

(2)雄激素的作用。被阉割的人不会发生雄源遗传性脱发,服用睾酮可以使易脱发者脱发程度加重,停用睾酮虽然不能使其重新长出头发,但却可以阻止脱发的进一步发展。研究表明,男女脱发患者的体内两种雄激素(游离睾酮和二氢睾酮)水平均高于正常人。上述研究证明脱发与雄激素有密不可分的关系。

(3)基因的作用。雄激素源性脱发的发生和进展表现出了明显的遗传相关性。不同人种的发病率显著不同也提示了遗传的作用,但是具体是什么样的基因变异导致脱发尚不完全清楚,有待于进一步研究。有人推测,可能是常染色体显性遗传,更多的学者倾向于认为它是一种多基因遗传性疾病,也就是说不止一个基因在脱发过

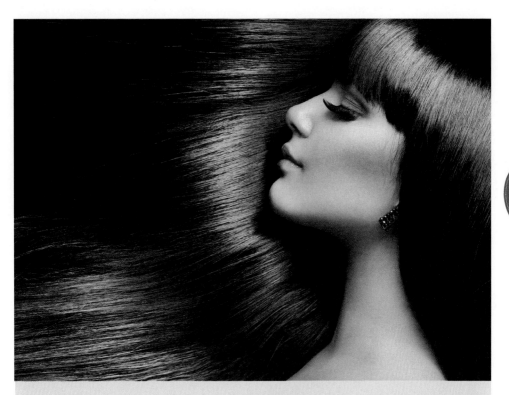

整形美容篇

程中起作用。在诸多相关基因中，雄激素受体基因的变异对雄源遗传性脱发的作用得到了较多重视。在脱发区，可以发现雄激素受体基因的高表达。

（4）血液及细胞因子的作用。头皮皮下血流研究显示，正常人头皮皮下血流比其他部位皮下血流量多10倍。早期男性脱发的头皮皮下血流量与正常人的年龄配对研究发现，正常组血流比秃发组高2.6倍。另外血液黏度增高、血瘀可能是本病发病机制之一。

生长因子和细胞因子对毛发生长亦有重要的调控作用。近来研究证实毛囊及其周围组织存在多种生长因子和细胞因子，而且发现脱发与一些生长因子及其受体异常有关，如胰岛素样生长因子。

总之，脱发与上述因素都有一定关系，尤其是与雄激素关系最密切，但其他因素也起一定作用，脱发不是简单的由一种病因造成的。

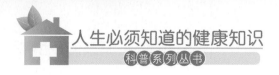
移植的头发是怎么在新"土壤"中成活、生长的

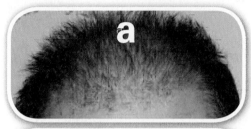

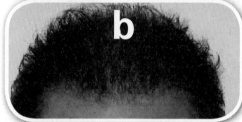

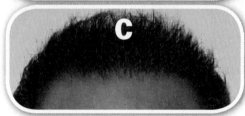

a.毛发移植术前；b.术后3个月；c.术后1年

自体毛发移植术是应用显微外科手术技术取出这一部分健康的毛囊组织，经仔细加工培养后按照自然的头发生长方向艺术化地移植于患者秃顶、脱发的部位。毛囊存活后便会生长出健康的新发，而且新发保持原有头发的一切生物学特性，不会再次脱落或坏死。长出的新发可以正常地吹发、烫发及染发，完全恢复了患者脱发前的面貌。一般在术后的第四天便可以洗发，10天后完全恢复正常。

移植的头发2~6周后即开始脱落，但是也有少量的头发不脱落。一般术后10~20周，新的毛发才开始生长。并非所有的头发同时开始生长，即使同一块游离头皮，其毛发的生长也非同步。尽管新的毛发生长是在3个月后开始，但要等6个月后，才能较确切地知道手术效果如何；9个月后才能看出毛发移植术的最终效果。等待的过程尽管漫长，但结果往往会令人惊喜。

1.自体毛发移植术原理

选择自体适当部位带毛发的全层皮肤，分离成单株或多株毛发单元，通过精细的显微外科技术，把毛发单元移植到需要移植的部位，如头部、眉部、睫毛部、阴部等，让其在新的部位存活、生长，从而达到补充毛发数量和修改局部毛发分布形态的目的，以达到美容的效果。

2.自体毛发移植术特点

（1）本毛发移植为永久性植发，是存活于自体皮肤上的自有毛发，不会脱落，和原来供毛部位的毛发性质、生长规律完全一致。

（2）植于睫毛和眉毛部位的毛发需定期修剪，我们可通过这个程序对新生的眉毛、睫毛根据自己的需要进行修剪、整理等。

（3）初植上去的毛发开始有休止期，一般需3~6个月不等，在休止期内刚植上去的毛发可能还会脱落。但过了休止期后植上去的毛发就开始复苏，长出新毛发来，此后将不易脱落。

（4）自体毛发移植的存活率高，一般都在80%以上。

（5）毛发移植过程不痛苦，很安全。

（6）毛发移植不产生疤痕。

3.自体毛发移植术适应人群

（1）毛发稀少或脱发者。　　　　（2）眉毛稀少或眉形不好者。

（3）睫毛稀少或短弱者。　　　　（4）阴毛稀少或缺乏者。

（5）由于疤痕造成局部毛发缺少者。　（6）白癜风等致局部毛发变白者。

提供头发的地方会留下痕迹么

取材一般选在枕部毛发密集区，此处的优点在于取材后瘢痕不明显。我们已经知道任何手术都会留下痕迹，取毛发处也一样，但我们对于这样的瘢痕并不担心，因为在枕后区头发生长方向是贴着头皮向下的，而且即便是秃发很严重的患者，枕后区也不会受累。只要留很短的头发就能遮盖切口瘢痕，所以没必要关注取发区的瘢痕。

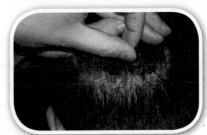

（本章编者：雷永红、雷华、蒋亚楠、于海峰、罗谦、白晓东）

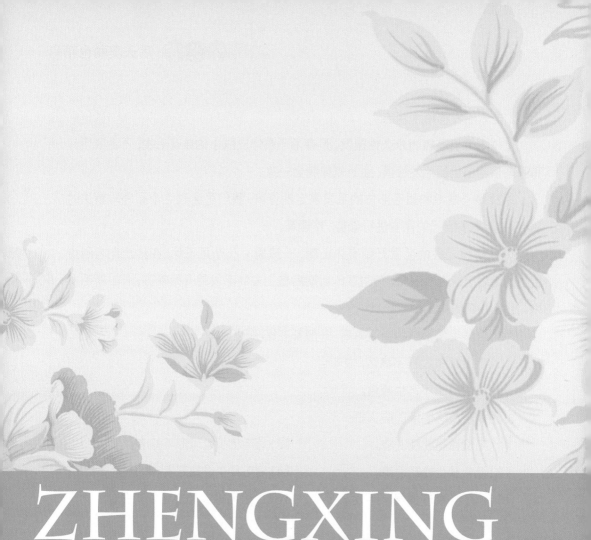

ZHENGXING
MEIRONG HULI PIAN

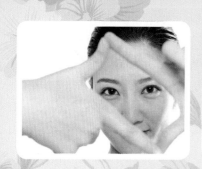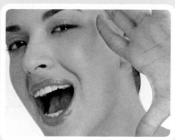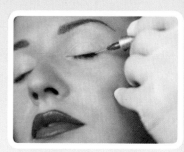

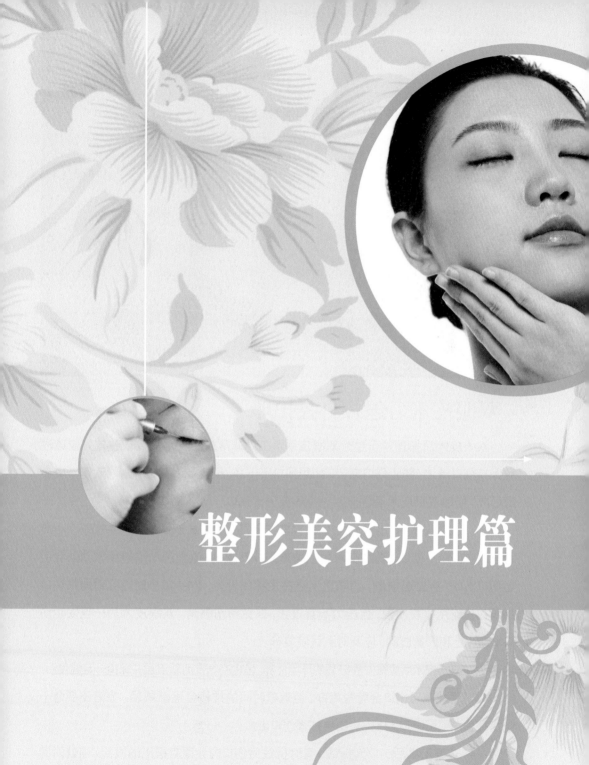

整形美容护理篇

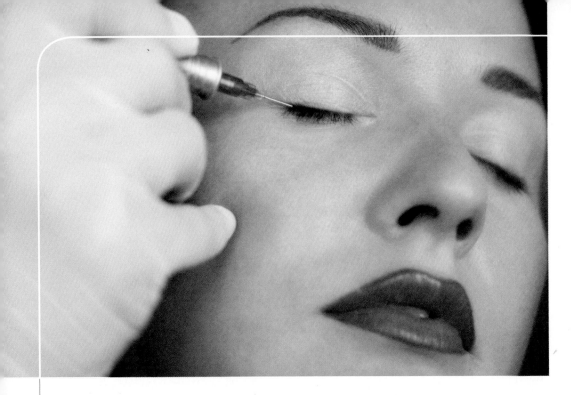

双眼皮术后怎样自我护理

　　双眼皮术后护理对于整个双眼皮手术来说非常重要。通常情况下，首先应该注意保持伤口清洁，防止伤口感染，如果伤口不干净，很容易发生感染，导致伤口瘢痕的形成。所以双眼皮术后洗脸时注意不要弄湿伤口。

　　(1)双眼皮术后伤口出血、瘀血或血肿的防治。如果双眼皮手术中损伤了小血管或术中止血不彻底，双眼皮术后眼睛遭到外部撞击，激烈运动或情绪激动都会引起伤口出血、瘀血或血肿。为防止上述并发症的发生，24~48小时内可对局部伤口加压包扎或用冰袋冷敷，但压力不宜过大，以免损伤眼睛。双眼皮术后一旦发生伤口出血不止和严重血肿，应及时到医院复诊。

　　(2)双眼皮术后应在安静舒适的环境休养。室内空气要清新流通并保持一定温度。

　　(3)手术当日伤口会有些疼痛，但随着时间的推移会逐渐减轻。患者不要急于吃止痛片，因为阿斯匹林类药物会加重伤口出血。

　　(4)双眼皮术后5~7天拆线。有时拆线后伤口内会留有极小的线头，随着时间的推移，线头会慢慢地顶出来或自行吸收。

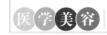

双眼皮术后的护理对于双眼皮的成功于否起着非常重要的作用，既要重视以上对双眼皮术后的护理，还应注意在饮食上增加蛋白质的摄取量，同时多吃水果和新鲜蔬菜。还要避免眼睛过度疲劳或头部位置过低而加重伤口肿胀。

美容整形术后饮食常识知多少

（1）如采取全麻手术，术前应禁食、禁水6小时。

（2）术后第一天应禁食、禁水，可通过静脉输液给予营养支持。

（3）颌面整形（如下颌角整形术、颧骨整形术）术后第二天可改为高蛋白、高热量的流质食物，如果汁、牛奶、鸡汤、排骨汤、米汤等，以后可逐渐改为半流质饮食，如鸡蛋羹、面条、米粥等。敷料拆除后，可改为普通软食，尽量张嘴咀嚼，以便尽早锻炼咀嚼肌和咬合关节的功能。

（4）若为隆乳、吸脂术，麻醉清醒后即可进流质饮食或半流质饮食，术后第二天可进普通饮食。

（5）美容整形术后1个月内禁食辛辣刺激性食物及鱼、虾等海鲜类食物。

美容整形手术术前应注意什么

（1）患有结膜炎、睑缘炎、严重砂眼者必须治愈后才能手术。手术部位有炎症者暂缓手术。术前一天滴抗生素眼药水，一日2次。

（2）有出血倾向病史的受术者要检查血小板和出血、凝血时间。

（3）中老年受术者必要时需测血压和做心电图，如有轻度异常，在术前要对症用药。

（4）女性患者应避开月经期施行手术。

（5）妊娠前期尽量避免手术或择期手术。

（6）术前7~10天停服类固醇激素和阿斯匹林等抗凝药物。

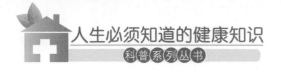

七种人不宜手术去眼袋

眼袋一旦形成，就会和主人"不离不弃"，因此越来越被爱美者视为"头号公敌"，而欲除之而后快。

眼袋除了有碍观瞻，还会阻碍眼部的血液循环，使眼睛周围的皮肤变得干燥。眼袋是由于下眼睑皮肤松弛、眶隔脂肪堆积所造成的，常表现为下眼睑皮肤下垂、臃肿。40岁后的中老年人均可发生，而青年人下眼睑出现臃肿，则多是眼轮匝肌肥厚所致。另外，作息不规律、烟酒过度等也是导致眼袋提早出现的直接原因。

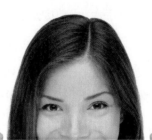

以下人群不适宜做眼袋：

(1)心脏病患者。

(2)眼部有急性感染者。

(3)瘢痕体质者。

(4)糖尿病患者。

(5)高血压患者。

(6)长期服用阿司匹林等抗凝药物者。

(7)凝血机制有障碍者。

去眼袋包括外路切开法、下睑结膜内路法两种眼袋整形术。前者适用于任何类型，但不能同时去掉眼睑下方的皱纹，只能起到减轻的作用;而后者则适用于年轻人的眼袋矫正。

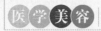
眼袋术后如何护理

为使治疗顺利完成,达到良好的治疗效果,减少术后并发症的发生,祛除眼袋手术后应注意事项如下:

(1)保持伤口的清洁干燥,防止感染。眼袋祛除术后7天不要弄湿伤口。不能用手直接触摸伤口,不能用未经消毒的物品擦拭伤口,如果伤口上有分泌物,可用无菌盐水擦拭。按医生要求复诊换药和拆线,眼袋祛除术后口服抗生素3~5天,术后满24小时换药1次,5~7天拆线。术后一周内要避免突然低头抬头,否则伤口容易渗血。

(2)注意休息,保证足够的睡眠。祛除眼袋术后1周内不要过度用眼,卧床休息时最好为头高位,避免眼睛过度疲劳或头部位置过低而加重伤口瘀血、肿胀。拆线后早期切口痕迹可能会有发红的情况,这是皮肤愈合的正常过程。术后短期内会出现轻微肿胀,随着时间推移会逐渐消退。也可在医生指导下冷敷(24~48小时内)和热敷(72小时后),以有效减轻肿胀程度。

(3)避免剧烈运动,避免撞击伤口。眼袋祛除术后如果出现伤口出血不止、裂开、疼痛突然加剧等情况,应及时到医院复诊。

(4)眼袋祛除术后在饮食上多吃富含蛋白质的食品和水果、蔬菜。2周内禁烟酒,勿食辛辣刺激性食物及鱼、虾等海鲜类食物。

眼袋祛除虽然是个成熟的手术,但祛眼袋手术后能否获得满意效果,与受术者自身的基础条件、医生的技术水平及受术者的配合程度等因素有关。眼袋祛除手术的受术者自身的基础条件是关键,技术再好的医生也只能以受术者自身条件为基础来设计手术。所以,求美者对眼袋祛除手术效果不能期望过高,以免出现失落感。

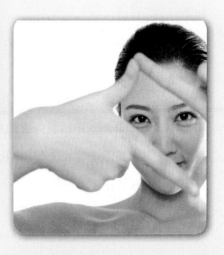

整形美容护理篇

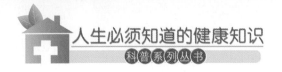

隆鼻手术后肿胀瘀血别惊慌

　　隆鼻手术要在鼻背分离出一个腔隙，并将假体置入其中。由于手术本身的创伤，故术后肿胀、瘀血在所难免。肿胀、瘀血的程度及持续时间存在着个体差异，也与手术的操作有直接关系。一般肿胀、瘀血的持续时间在一个星期左右。术后1~2天内可采取冷敷的措施，5日后改为热敷，有利于肿胀、瘀血的消退。所以如果想接受隆鼻手术，首先应合理安排时间，以免影响正常的工作和生活。

怎样才能
给自己整形的鼻子加满分

　　在明确鼻子怎么整形之前，首先应了解什么样的鼻子才好看。欧美人以高鼻梁为美，而中国人鼻梁以小巧细窄为美。一个标准的美鼻具体参数为：

　　（1）鼻子的长度为颜面长度的1/3，一般6~7.5cm。

　　（2）鼻的宽度，即两鼻孔外侧缘的距离，一般相当于鼻长度的70%，鼻根部的宽度约1cm，鼻尖部约1.2cm。

　　（3）鼻梁高度一般不能低于9mm，男性一般为12mm，女性为11mm。低鼻常低于4mm，应矫正到7~11mm。

　　（4）鼻尖的理想高度为鼻长的1/3，男性为26mm，女性23mm。低于22mm者为低鼻。

　　（5）鼻尖正常形态为球形，鼻孔为斜向鼻尖的椭圆形，双侧对称。

　　（6）鼻孔最外侧不超过内眦的垂直线，否则为鼻翼肥大。

　　鼻子怎么整形有多项选择，常见的鼻部整形项目有隆鼻、鼻头整形、歪鼻修复、鼻翼整形、驼峰鼻矫正等等。可根据个人的鼻部条件，选择合适的整形方式进行美化。一个好看的鼻子还应是与面部其他五官及脸型、气质特点相符的鼻子。

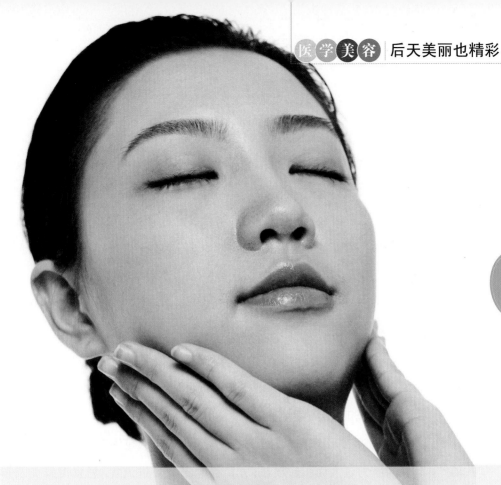

隆鼻术后精心呵护才能保证效果

通过隆鼻手术来改变自己的人很多，隆鼻手术效果有很多决定因素，比如整形医院怎么样、医师的技术水平怎么样等，但是需要注意的是，隆鼻术后的护理也是非常重要的。

(1)疼痛的处理。疼痛一般发生在隆鼻术后24小时内，疼痛难以忍受时可服用一些镇痛药物。

(2)拆线。鼻孔部的缝线在术后5~7天拆除，自体骨或软骨做支架隆鼻的人，取材部位的缝线在术后10天左右拆除。

(3)包扎。假体隆鼻一般不用包扎固定，医生可能只将一消毒棉球塞入手术切口侧的鼻孔内。用自体骨或软骨做支架的人，术后除鼻孔内塞入碘仿纱布外，外部还要用胶布或硬塑模型托固定。去除包扎后，病人即可清洗面部和头部。此前，病人可用湿软毛巾轻擦面部没有遮盖的地方。此后6周内，在清洗面部时应小心轻柔，避免剧烈的揉搓动作。洗头时应有他人帮助，采取头部后仰的姿势，切忌低头。

（4）切口护理。及时换药，不擤鼻涕、清除鼻痂是术后切口护理的关键。假体隆鼻术后切口一般不用敷料覆盖，医生只在术侧鼻孔内放一消毒棉球或在切口上涂些抗生素油膏。术后第二天，切口部要重新消毒一次，鼻孔内的棉球也要取出。擤鼻涕易造成出血和皮下气肿，也可造成假体移位，术后2～4周内应尽量避免。鼻孔内鼻痂堆积不但易引起感染，而且还会加重通气堵塞，可用3%的双氧水轻轻洗去，再用生理盐水清洗一遍，涂少量药膏，或撒布消炎粉让伤口保持干燥，等待自行愈合，或用无菌湿棉签将其软化然后轻轻擦去，切不可用不清洁的东西接触伤口，以免污染。手术后3小时内伤口就会停止渗血。

（5）手术后取半卧位休息，以利于血液循环；第一天可进流质饮食，避免低头动作，以免因压力过大而引起出血；第二至第三天可进流食，忌食海鲜类及辛辣刺激性食物。

（6）术后愈合过程中，下面三种情况应引起注意。一是术后鼻部肿胀和鼻孔堵塞造成的呼吸困难；二是局部青紫；三是局部肿胀。鼻孔的严重堵塞需用口呼吸。青紫由局部瘀血造成，手术后1~2小时开始肿胀，24小时左右达到高峰，48小时后停止，72小时开始消退，多在2周内完全消退并逐渐恢复自然状态。

由于面部血液循环丰富，创伤之后肿胀较剧，消退也快。这与手术操作创伤大、出血、病人凝血机制缺陷等因素有关。绝大多数人术后肿胀较轻。一般10天左右基本上就变得比较自然，甚至看不出做过隆鼻手术；恢复进展较慢的，大致要两三个星期才能变得和正常人的鼻子一样。

隆鼻手术后想保证手术效果，上面的这些护理环节是必不可少的，受术者术前应做好相应的心理准备。

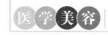

吸脂术后为什么要穿束身衣

吸脂是当今国际上都公认的最有效的消除局部脂肪的减肥方法,效果立竿见影。但是吸脂手术并不是一劳永逸的,吸脂手术后要注意术后的护理和一些注意事项,才能达到最佳的吸脂效果。穿束身衣就是必须遵循的护理事项,而且在某种程度上,束身衣的大小型号是否合体,关系到吸脂手术的最终效果。由于吸脂手术将身体局部部位上多余的脂肪吸出体外,原先这些多余的脂肪占据的位置就空了出来,于是就造成了吸脂部位皮肤出现凹凸不平的问题。尽管这种吸脂导致的凹凸不平的问题可以在吸脂过程中有效地预防,但是,完全避免出现皮肤凹凸不平的问题是不可能的。

在吸脂术后身体体形还未定型之时,为解决吸脂部位皮肤凹凸不平的问题,穿束身衣是术后塑形的关键。持续穿束身衣,可以有效地均匀吸脂部位的脂肪分布,塑回紧实平滑的肌肤状态。

一般医院都可提供各种型号和规格的束身衣,术后医生也会给受术者如何穿衣做指导,穿束身衣的持续时间是3个月左右。如果穿束身衣不感到难受,最好经常穿,白天黑夜不间断,这样塑形效果最佳。

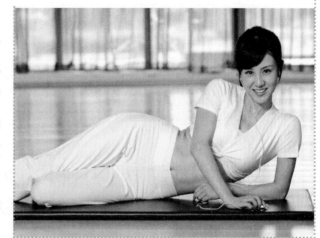

吸脂术后如何护理

(1)吸脂术后24小时内应尽量卧床休息,行大腿或小腿吸脂术者应适当抬高患肢。24小时后也应避免过量活动,一般在术后3周可恢复正常运动。

(2)术区及伤口的观察护理:注意观察伤口敷料有无渗血、渗液,如渗出物为鲜血，应立即通知医生进行处理，如渗液较多，应及时更换敷料。术区应加压包扎，术后3天内须每日换药1次，放置引流条应于3天后拔除。

（3）并发症的观察及护理

皮肤瘀斑与血肿：术后因皮下出血造成皮肤瘀斑较为常见，应注意密切观察并限制活动，加压包扎术区，防止血肿发生。

皮下积液：观察吸脂部位有无局部肿胀，在体位改变时有无波动感。应保证术区敷料加压固定，如确定有积液，可在医生指导下用7号针头抽吸积液后再行加压包扎。

皮肤坏死：应随时观察术区皮肤的颜色，发现紫绀等及时报告医生进行处理。

脂肪栓塞：是吸脂术最严重的并发症。手术后3日内均应严密观察有无发热、烦躁不安、心慌胸痛、呼吸困难等，如有上述症状应及时通知医生立即处理。

（4）术后常规应用抗生素3~5天，以预防感染。

（5）根据吸脂部位的不同决定拆线时间。一般腰腹部7天拆线，大腿、小腿10~12天拆线。

（6）康复指导。吸脂术后应配穿有一定压力的弹力束身衣3~6个月，以帮助塑形。每天至少穿束身衣6~8小时，如出现吸脂区感觉麻木、质地较硬，属正常术后反应，一般在3~6个月自行恢复。

假体隆乳术后护理与自我按摩手法

手术后的护理一直是人们关注的一个大问题，那么在隆乳术后，应当如何去护理呢？可以借助于按摩的手法。

假体隆胸手术后，最常见的并发症就是假体周围形成一纤维组织囊，挛缩使假体被压缩，出现隆乳后假体变硬。它实际上是假体周围的一薄层瘢痕组织，这种瘢痕组织有挛缩的趋势。

新生瘢痕在6个月后收缩性会逐渐消失。因此，手术后的6个月内，乳房的按摩运动可使生成的纤维囊被牵拉松弛而有助于保持乳房的柔软性。游泳、做轻微的提举运动

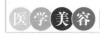

也有一定的效果,但慢跑、跳舞等运动无效。

按摩的手法很简单,方法如下:

(1)用手掌心正对乳头,向下按压的同时,做顺时针旋转动作6~12次,然后再做逆时针旋转动作6~12次,或顺、逆时针动作交替进行。

(2)用手掌心正对乳头,垂直用力,按压、放松交替进行,每个周期20~30秒。

(3)用拇指、食指、中指及掌根同时用力,以乳头为中心,交替向上、下、内、外四个方向推按,每个方向6次。

(4)以拇、食、中三指腹提捏乳头,每次提起10秒钟,然后放松,共6次。

手法按摩时应特别注意:

(1)自我按摩手法要适中,以自觉能忍受为度。

(2)在做皮肤推拿时要注意手勿在皮肤表面用力摩擦,以免损伤皮肤。

(3)用力的方向:不可将乳房向外、向上过度推挤,以防假体移位。

整形美容 护理篇

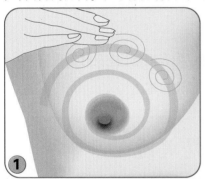

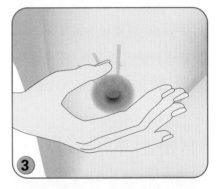

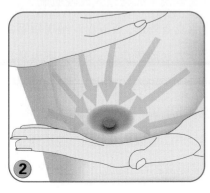

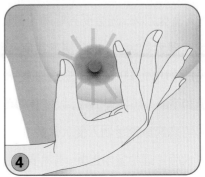

自体脂肪移植隆乳术后
怎样护理能提高脂肪细胞的成活率

自体脂肪移植术,术后移植物体积会进行性减少,3个月后趋于稳定,6个月吸收率为38%~42%,10~12个月吸收率为30%~60%,其吸收率多少与脂肪细胞受损程度、颗粒筛选后体外放置时间、注入的方法等有关。为提高成活率,保持切口清洁、干燥,并避免感染是非常关键的环节,术后应穿质地柔软、有塑性作用的胸罩,适当补充蛋白质粉及富含维生素的水果、蔬菜等,给移植的脂肪补充营养也是不可忽视的。

颌面部整形术后如何护理

(1)术后应去枕平卧,观察患者全身情况,持续心电监护及吸氧;注意血压的变化,如患者出现面色苍白,指趾端发白,提示有失血过多的可能,应及时处理。全麻醒后给予半卧位,以减轻术区水肿。

(2)应保持呼吸道通畅,将头偏向一侧,如有呕吐,应及时清理口腔内的分泌物及呕吐物,防止呕吐物误吸入气道造成呼吸道阻塞。

颌面整形术后口腔护理是关键

在整形手术中最多见的是方形脸,原因是双侧下颌角过大或咬肌肥大。下颌角除了先天宽大以外,还会受到咀嚼习惯影响而改变外形,所以喜欢细嚼慢咽的人或喜欢吃坚硬食物的人,也会使下颌角更发达,方形脸更突出。下颌角肥大矫正多采用的是口内切口,口内切口可以保证受术者的外观没有任何疤痕。进行整形前,都应该知道如下的口腔护理方法,以便获得美丽的同时,口腔也能保持健康。

口腔是病原微生物入侵人体的主要途径之一,所以手术后的口腔护理工作是颌面整形术后护理的重中之重。首先要根据口腔唾液的pH值选用口腔护理液,再选择漱口水，可以克服口腔护理药物的盲目性，提高治疗、护理的疗效。在没有测口腔pH值的情况下，可先给碱性漱口液。其次患者要取半卧位或坐位，用一次性注射器抽取20mL的漱口水接一根吸管从磨牙后区或缺牙处放进去，然后推注漱口液，漱口液入口后用舌轻轻搅动3~5分钟，用注射器将漱口液抽取出来，直至抽出来的液体变清，最后用温开水冲洗一次。

脸部整形手术后的3~5天之内需要流食，避免咀嚼带来伤口和手术部位牵拉。

口腔护理是此类手术最重要的护理。因术后面部加压包扎、张口困难，使口腔的自洁功能下降，容易引起伤口感染及口周器官的并发症，同时引起口臭。

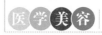

整形美容护理篇

（1）术后应严密观察体温变化，预防感染发生。

（2）因手术切口在口腔内，食物易污染切口，有增加术后感染的机会，术后保持口腔清洁尤为重要，可选用注射器抽取20mL朵贝氏液，利用患者牙齿的缝隙，用注射器将朵贝氏液注入口腔内冲洗，每日3次。饭后用注射器抽取20mL生理盐水注入口腔内漱口，清除食物残渣，防止食物残渣误入伤口引起感染。

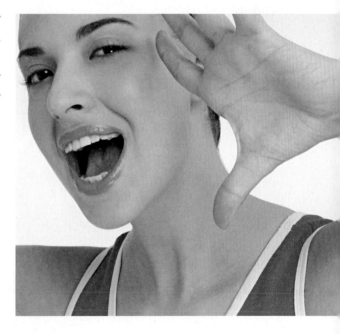

（3）保持口腔内两根负压引流管的通畅，妥善固定，及时准确地记录引流液的颜色、性质及量，如有异常应及时通知医生，一般术后2~3日可拔除引流管。

（本章编者：梁秀丽、李晓雪、宋晓敏、杨炯、）

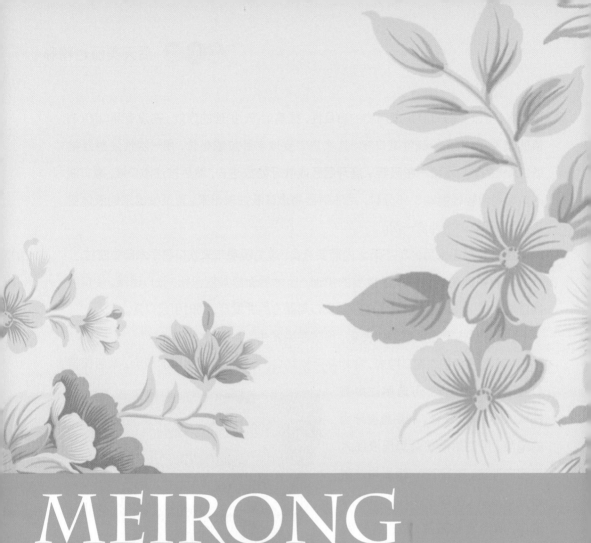

MEIRONG
YANGYAN PIAN

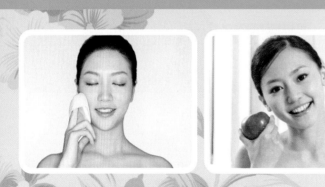
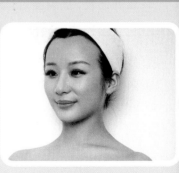

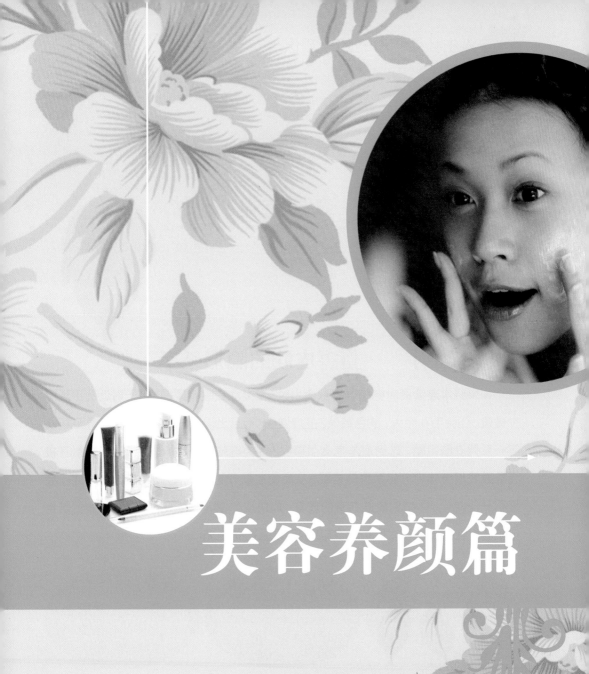

美容养颜篇

警惕美丽容颜的隐形杀手

电脑辐射——伤害皮肤的隐形杀手

如果经常连续面对电脑屏幕数个小时，慢慢地在眼睛周围、鼻子附近会出现不少雀斑。还会毛孔粗大、肤色黯淡、痘痘滋生，而且出现肌肤越来越干燥，甚至起皮等一系列皮肤问题。这到底是怎么回事呢？因为电脑有一定的辐射，这些辐射直接会导致我们身体内分泌系统的紊乱，从而使皮肤代谢不规律。加上电脑有磁性，会聚积一些灰尘，影响到皮肤自身的质量，加快皮肤衰老。每天对着电脑，如何防止电脑辐射伤害皮肤？以下为不同肤质的表现及防护措施。

油性肤质：
表现为出油情况很严重，或者是出油的同时面部开始发干，也就是缺乏水分，起痘痘，毛孔粗大等。

干性肤质：
表现为皮肤干燥，出现细纹。眼部皮肤加剧老化，没有光泽以及雀斑。

混合性肤质：
通常具备干性和油性两种肤质的特征，一般是T区油、两颊干。

这些都是常期坐在电脑前而忽略了防护的结果。那么，怎样告别"电脑肌肤"呢？可用下面几个还原肌肤细嫩的高招。

第一：精心防护。

每天早上的护肤程序不能马虎，先使用兼具保湿和美白效果的爽肤水或柔肤

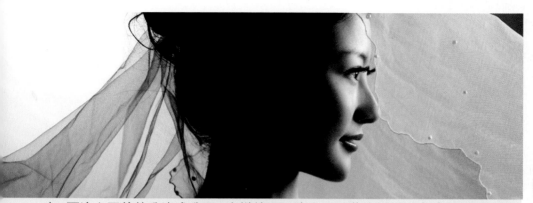

水，再涂上同款的乳液或乳霜，这样就可以防止面对电脑辐射时皮肤所产生的缺水现象，同时抑制黑色素的生成。 中午在使用完电脑之后，最好用洗面奶仔细清洁皮肤，以减少辐射对皮肤的刺激，并促进皮肤的新陈代谢。

第二：涂隔离霜。

使用乳液或乳霜之后、粉底之前，一定要涂上一层质地轻薄、透气性好的隔离霜，帮助皮肤在粉尘和电脑辐射前架起一道"防护屏障"。待乳液或乳霜等保养品被皮肤充分吸收之后，先在额头、下巴、鼻部和左右脸颊分别点上隔离霜，然后以拍打的方式进行涂抹，这样的涂抹方式最为有效。

第三：晚间修护。

夜间给予皮肤充分的修护，更能增强皮肤的抵抗力，因此可以适当选择富含抗氧化剂和维生素E成分的隔离霜，能够抑制自由基的产生，防止皮肤过早老化，令皮肤在白天面对电脑时变得安全而轻松。

第四：清洁电脑。

每次开机之前，用干净的细绒布把显示屏、键盘和鼠标擦一遍，减少上面的灰尘。不但可以清除污垢，还有消毒杀菌的功效，也是防护工作的必备"武器"。

除上述外，还要保证充足的睡眠；常喝具有抗氧化作用的绿茶；多吃富含维生素A的食物，如胡萝卜、豆芽、红枣、动物肝脏、瘦肉等；每周做一次深层清洁面膜和保湿面膜，让肌肤恢复滑嫩。

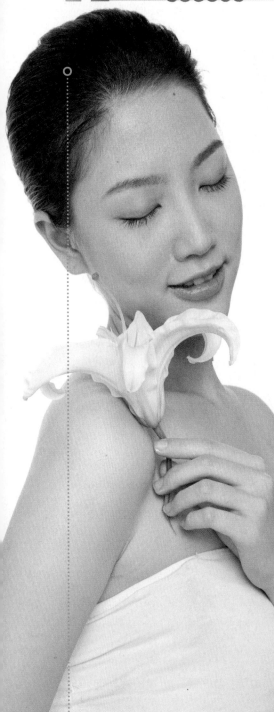

睡眠太少会影响肤质吗

不规律的睡眠和过大的工作压力会影响内分泌，造成代谢紊乱，引起皮肤水分流失。日子久了，皱纹、暗疮、黑眼圈逐渐出现，再厚的粉也掩不住发黄黯淡的肤色。而且，在一连串的熬夜之后，如果觉得脸部皮肤紧紧的、痒痒的，并且伴有脱屑现象，也许皮炎已经找上你了！

就算是熬夜，在睡前也必须彻底清洁眼部的化妆品，然后涂抹上含精华素的眼霜，给眼周皮肤补充足够的营养，这样第二天起床才不会变成熊猫眼。

熬夜对身体来说是最违反生物规则的做法，所以"夜猫子"们最好能在熬夜后给自己一个补充睡眠的时间。补眠时制造黑暗的环境(如戴上眼罩睡觉)对于睡眠质量的提升尤其有利。

"天生丽质"是众多女性所向往的，然而要使美丽肌肤和光润面容维持长久，还要依赖于有规律的起居作息，充分的睡眠以及一切良

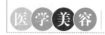

好的生活习惯。

　　睡眠不足的后果是双眼布满血丝、眼圈发黑、皮肤晦暗苍白。为了尽快入睡，并且睡得很香甜，睡前数小时应该安静少动；每天按时起床；睡前不妨喝一杯牛奶，因为牛奶中含有天然镇静剂色氨酸，能促使人入睡。

　　皮肤是在晚上工作的，在其他脏器进入休眠状态时，血液有精力把营养输送到皮肤，皮肤进入了新陈代谢的工作阶段。一般在晚上9点左右要做好皮肤的清洁和晚间的保养，11点进入深睡状态。熬夜后的皮肤要做一次营养面膜和水疗。最好再好好补一觉。以后尽量不要熬夜，俗话说"一夜瞌睡十夜难还"，保持充足的睡眠是使肌肤靓丽的重要法宝。

熬夜后的补救措施：

　　（1）睡前或起床后利用5～10分钟敷一下脸(可使用保湿面膜)，来补充缺水的肌肤。

　　（2）起床后洗脸时利用冷、热交替刺激脸部血液循环。

　　（3）涂抹保养品时，先按摩脸部5分钟。

　　（4）早上起床后先喝一杯枸杞菊花红枣茶，有补气养身之效。

　　（5）做个简易柔软操，活动一下筋骨，让精神旺起来。

　　（6）早饭一定要吃饱，但是不能吃凉的食物。

带妆睡觉会伤害皮肤吗

美容养颜篇

　　即使只是一个晚上不卸妆，都可毁去一个月的护肤效果。留在肌肤上的化妆品积聚着白天落上去的尘埃和细菌以及皮肤上分泌出来的油垢，不把它洗干净，毛孔就会被阻塞，会长出暗疮。所以，无论你多么疲倦，都要用柔和的清洁剂洗去脸部化妆，涂上晚霜，然后就寝。

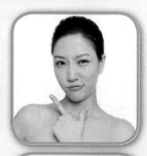

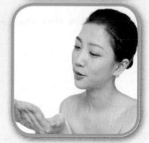

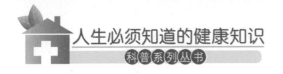
不洁的化妆会导致皮肤发炎吗

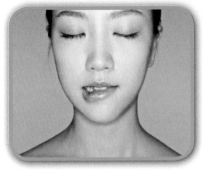

脏的眉刷、粉扑中藏有无数有害健康的细菌，会导致暗疮和皮炎的发生。粉扑每次用后都要用肥皂及水清洗，眉刷则可酒精清洗。还有，化妆品本身也可能会成为有害细菌的藏身之处。所以用后要旋紧盖子，一旦变色或变味，应该扔掉。

长期饮酒、吸烟的人会加快皮肤衰老吗

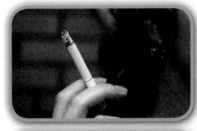

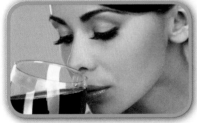

这两样东西都会"蚕食"皮肤和脏器，加速老化过程，令你未老先衰。过量的酒精会使你的肤色红白不均，酒精会减少皮肤中油脂数量，促使皮肤脱水，间接影响到皮肤的正常功能。香烟中的焦油和尼古丁会在牙齿上和手指上留下烟油，并减慢血液循环。尼古丁对皮肤血管有收缩作用，吸烟者皮肤出现皱纹要比不吸烟者提前10年。所以，如果你是一个抽烟者，看上去就会比同龄人衰老10岁。

在市区跑步影响皮肤呼吸吗

跑步对减肥有帮助，但在市区街道上跑步，却不利于你的肺和美丽。因为，市区空气浑浊，加上你运动中的汗水会堵塞毛孔。而且，汗水中的盐分在风的吹拂下很容易干化凝结，给你一种难受的感觉。所以，一回家就必须洗净脸，然后涂润肤霜。跑步最好选择在清晨或黄昏后空气较清新的地方。

空调——吞噬靓丽肌肤的萎缩机

　　空调能使我们感觉凉快，但由于同时吸走了空气中的水分，令我们的眼睛、鼻孔和皮肤干燥，过早出现皱纹。若要保持湿度，别忘了往脸上洒洁净的水以补充水分。

你知道紫外线会把你变成"黄脸婆"吗

　　过强过长时间的阳光照射，紫外线会破坏面部皮肤，出现雀斑、黄斑、晒黑斑，皮内深层的弹性纤维和胶原蛋白被破坏，皮肤会变得松弛粗糙。

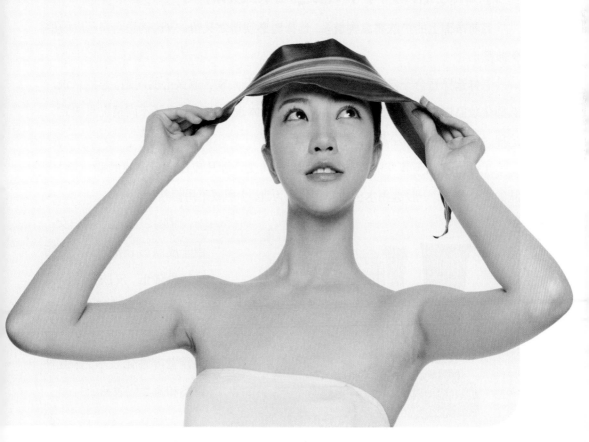

保护美丽容颜的生活常识

你知道怎样科学地选用化妆品吗

目前市面上的护肤霜品种繁多，选择时必须慎之又慎，应选购适合自己皮肤的化妆品。

怎样选择适合于自己肌肤的化妆品呢？这是大家普遍关心的问题。总的来说，选择化妆品应根据年龄、季节、皮肤性质及人体表皮的酸碱度等不同情况来决定，选择时以下几点值得注意：

(1)25岁以下青年的皮肤胆固醇含量转变汗腺和皮脂腺分泌较旺盛，此时皮肤的条件最好，一般选用水包油型化妆品为宜，少用或不用营养霜。

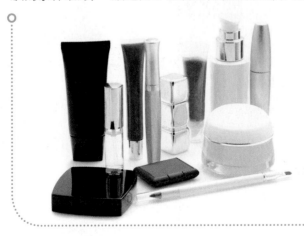

(2)25岁以上的妇女，由于皮肤成长期已过，皮脂分泌量降低，皮肤开始变得粗糙、干燥，并出现皱纹、色素沉着或色斑，此时，可适当采用营养性化妆水、保湿性霜类和蜜类化妆品。

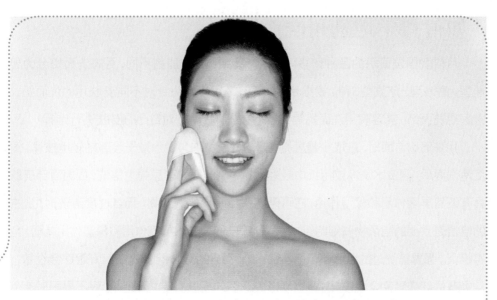

（3）40岁以上的妇女宜选用具有防衰老作用的膏霜和蜜类化妆品，沐浴后可用蜜类化妆品敷身。

（4）油性皮肤的人皮脂腺分泌排泄旺盛，毛孔较粗大，富有光泽和弹性，毛囊口易出现黑点或黑头粉刺，宜选用水包油型蜜类化妆品以及雪花膏等。

（5）干性皮肤的人皮脂腺分泌少，皮肤较干燥、皮肤细腻易形成皱纹，出现早衰现象，宜选用油脂较多的油包水型护肤品，如冷霜、香脂、蛋白脂等。

（6）过敏性皮肤是一种特殊类型，容易发生湿疹、皮肤红斑、肿胀、发痒等对化妆品过敏的症状，选用化妆品时应先在面部以外的小范围皮肤试用，可在前臂内侧皮肤上涂一点要用的化妆品，24～48小时观察后，如无过敏反应症状，方可在面部搽用，可选择适合自己的1~2种化妆品，固定下来长期使用。

（7）不同的季节应选用不同的化妆品，春天用化妆品应在雪花膏、霜类、蜜类化妆品中灵活选择；夏天应选用含油脂少、含水量多的奶液或蜜类化妆品；秋季宜用脂类化妆品；冬季宜选用具有抗皱、防裂作用的油脂类化妆品。只有当你了解和掌握了这些常识，你选用化妆品才不会出错。

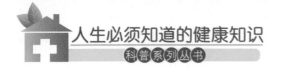
如何科学地选用洗面奶

目前我国洗面奶的品种繁多。根据产品结构、添加剂不同,可将洗面奶分为普通型、磨砂型、疗效型3种。根据使用对象,还可细分为针对不同皮肤用的洗面奶、家庭用洗面奶、美容院用洗面奶等,这就要求消费者针对自己的皮肤进行选择。

用洗面奶洁面时,应取少量乳剂置于掌心,并均匀地涂敷于脸部轻轻地按摩,适度地洗面后,用清水洗净或用纸巾轻轻地抹净。洁面时禁忌强力搓洗,因为面部皮肤具有天然屏障作用和保湿作用,它可阻挡来自外界的刺激物。而当过度清洗时,洗去的恰恰是重要的脂质物和细胞组成物,导致皮肤自身的屏障作用和保湿作用减弱,危害极大。强力搓洗过的脸面不但留不住水分,而且对涂在脸上的任何膏霜都会过敏,从轻微的红疹到完全脱皮,甚至容易形成顽固的皮肤炎症。因此,最好不要同时使用多种洁面产品,因为不当的混用容易导致肌肤缺水、干燥和失去光泽。

过敏性皮肤应选用何种洗面奶

对过敏性皮肤,建议选用含红没药醇抗过敏洗面奶。泡沫过多的洗面奶往往含阴离子表面活性剂成分较多,碱性较大,pH值也较高, 刺激性较大,不宜选用。

洗面奶需要经常更换吗

如果目前使用的洗面奶感觉良好则不需要经常更换,因为不同肤质的pH值是不同的。同一品牌的洁面品常常使用同一种基础的油脂、增稠剂、固化剂、表面活性剂等,因此它的酸碱值具有一定的特性。皮肤对每种洁面品都需要经过一个适应的过程,如果频繁更换洁面品容易导致皮肤短暂的刺痛、脱皮或缺水,不过,间隔一段时间尝试一些新产品也是可取的。

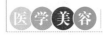

洗面奶泡沫越多越好吗

洗面奶中的泡沫可以帮助彻底清除化妆品、老死的角质层和阻塞的毛孔。高品质洗面奶的泡沫应该细腻有质感,同时含有滋养保持肌肤水分的成分,粗糙的、松动的泡沫往往是产品中皂基较多,营养成分较少,洗净度和保湿效果都不会好。

现在许多新品洗面奶都是不含皂基的产品,它们的泡沫不多但洗净力却很强,还有平衡油脂、保湿、滋润等多种功能,所以女士们要走出单凭泡沫的多少来判断洗面奶的品质优劣这个误区。

美容养颜篇

美容不要忘记补水

水是人体不可缺少的物质,经常给皮肤补水分可以防止皮肤因缺水而干燥、紧缩,形成皱纹,呈现"小老人"面容。补水美容法有多种,其中以饮水法、喷水法、蒸汽法、使用增水剂效果更佳。

1.饮水法

饮水不仅有益健康,而且可使皮肤获得充足的水分,皮肤 面色鲜润如玉。饮水量在一般季节每天4~5杯,夏天则不少于7杯。

2.喷水法

在洗脸、沐浴之外,每日能2~3次往自己皮肤上喷些水,皮肤湿润柔软,富有弹性,容貌会显得更加富有魅力。

3.蒸汽法

热水的蒸汽渗入皮肤速度快,美容效果更佳,特别是在冬春之季更为理想。方法是

在一个大塑料袋中放一个脸盆,倒入沸水,然后将脸伸入袋中使热气蒸面,每日1~2次,每次3~4分钟,这样不仅能防止皮肤干燥,而且蒸面后皮肤白而柔嫩。

4.使用增水剂

当天气湿度低时,皮肤特别是面部皮肤的水分常常蒸发,使面肤干燥,皱纹增多。此时以稀释的甘油涂搽面部,能减少面部皮肤水分的蒸发,使容颜滋润好看。若用以稀释的蜂蜜,效果更佳。水是人的生命之源,生活中最不可缺少的就是水,时常为自己补充水分,定会受益匪浅!

5.如何饮水更科学

水分不足时,增加肾脏和其他部位毛细血管的负担,从而影响新陈代谢。普通成人,1天最好喝1~2L的水,咖啡、红茶、茶、无卡路里饮料等,都可算在内。人体1天之中平均排出的尿、汗等,为2~2.5L。相对的,进入人体的水分中,食物中所含的水分为0.8升,体内化学作用产生的水分为0.3L,合计为1.1L。以上两者之差为1~1.5L,这也就是必要补充的饮水量。

如果不补充的话,身体形成慢性的水分不足,长久持续,将使新陈代谢受阻碍,加重肾脏及各部分毛细血管的负担,导致不良的后果。特别是节食的人,要非常注意。因为食物的量减少时,从食物摄取的水分,当然相对地减少。所以节食者1天最少要喝2L的水。但是,喝水时有两个条件:一是在身体活动时喝水,一是饮水的温度尽量和体温接近。所谓身体活动时,是指早晨起床到睡前2~3小时的这段时间。如果在睡前大量喝水的话,早上会有浮肿的现象。还有,在吃饭时大量喝水的话,将使消化酶变淡。

接近体温的饮水,可避免使肠胃受到激烈的刺激。如果饮比体温更低的水时,胃肠会急速地收缩,增加胃肠的负担。治疗便秘的冷水,就是利用这种原理所产生的效果。在饮水的种类中,最安全的是矿泉水。运动后,饮用水的温度以40℃为最恰当。一般的运动饮料中都含有糖分而且都很冰凉,这并不太适宜。饮用水的安全性和其中所含的添加物、细菌、矿物质、氯等,是有密切关系的。

水质因地域而有所不同,如果想要改善水质,可以安装离子交换器或净水器,或者用煮沸的方法亦可。

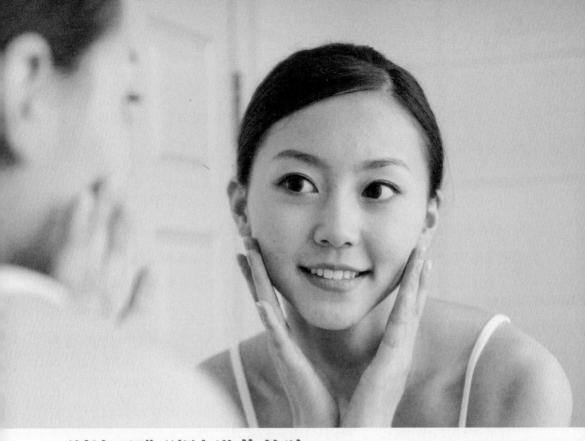

别让面膜"惯坏"你的脸

春天忽冷忽热，这可让我们的肌肤吃了不少苦头。相信不少"美眉"都少不了用面膜来补救自己干燥的脸蛋，要知道面膜不但可以提供肌肤基础护肤品所提供不了的能量，还能在短时间内激发肌肤的最大活力，让你的脸蛋迅速变得水润光滑。不过面膜可不是用的越多肌肤就越好哦，处理不好反而会变得更糟糕。怎样敷面膜可是有很多讲究的，来看看如何纠正你的美容误区吧。

1、我爱面膜，天天都要敷

面膜是护肤品中的大餐，虽然效果很好，但除非有特别要求，原则上不能天天用。有些面膜有明确标示的周期，比如5天一疗程，或是10天3片。若想达到最佳效果，应该严格遵守才好。

如果长期连续使用，每周1~2次就够了。当然，如果是特殊情况下救急，任何时候都可以使用。每天使用清洁面膜会引起肌肤敏感，甚至红肿，令尚未成熟的角质

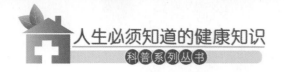
失去抵御外来侵害的能力；滋润面膜每天使用则容易引起暗疮；补水面膜，则可以在干燥的季节里每天使用。

2、边泡澡边做面膜

一边泡澡一边敷面膜实在是一个很省时的聪明做法，但要视你所选择的面膜而定。推荐使用湿敷型的面膜，撕拉式与果冻式面膜都不推荐使用。因为水汽将导致面膜不容易与肌肤密合，如果是需要干透的面膜，水蒸气就会影响到面膜的效果。

除面膜之外，现在美容界流行的面部按摩霜也非常适合泡澡时使用，通过泡澡时的蒸汽，可以帮助软化角质。面膜是肌肤的"补品"，可以提供肌肤基础护肤品所提供不了的能量，在短时间内激发肌肤的最大活力。但是"大补伤身"，面膜不是用得越多越好，怎样敷面膜可是有讲究的哦。

预防眼部皱纹，呵护眼周皮肤

眼部肌肤的厚度只有正常肌肤的1/4，所以它需要更加特别呵护。很多面膜，特别是清洁滋润类的，里面的成分对眼部薄弱的肌肤会造成刺激，应避开眼周使用。因此若想加强护理眼部的肌肤，眼膜的使用还是有必要的。特别是在眼周肌肤大量缺水、缺乏营养的情况下进行密集式保养，效果比较理想。其实眼膜应该坚持使用，每周至少两次，并与眼霜配合，才能达到最佳的眼周护肤效果。

正确使用面膜，不要浪费面膜里的精华液

能有节约的意识是非常好的，但是要用对地方哦！敷面膜的时间"超支"，会导致肌肤失水、失养分。所以除了遵照使用说明外，你可以根据不同的面膜做一个大概的使用时间估算：水分含量适中的，大约15分钟后就卸掉，以免面膜干后反从肌肤中吸收水分。水分含量高的，可以多用一会儿，但最多30分钟后就要卸掉。如果你实在舍不得里面的精华液的话，把它用来擦身体的其他部位也不错。

不要让眼睛泄露年龄的秘密

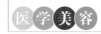

不可忽略的颈部肌肤最容易泄露年龄,可是在出席重要场合时,我们往往要穿一袭裸颈的礼服。所以在盛装前数日,必须开始做底妆前的颈部护理。提前1周做一个保湿颈膜,让颈部肌肤喝足水分;在正式上妆前15分钟左右,再敷一遍颈膜,可以快速淡化色素沉着,均匀颈部肤色;接着将保湿型隔离霜涂于颈部,这样就可以上妆了。

美容养颜篇

哪些食物能延缓皱纹产生

皱纹是由于皮肤缺乏水分,表面脂肪减少,弹性下降而导致的。通过对饮食结构的调整可以逐渐消除皱纹,延缓皮肤衰老,甚至对于去除皱纹都是有很大帮助的,那么,哪些食物能够延缓皱纹的产生呢?

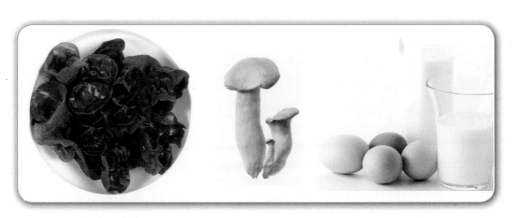

1、多吃富含核酸的食物

核酸是一种生命信息物质,它不仅在蛋白质生物合成中起着重要作用,而且影

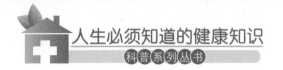

响到其他各类代谢方式和代谢速度。核酸能延缓衰老，又能健肤美容。经科学验证，女性每天服用核酸约800mg，多种维生素片1片，4周后脸部皱纹大部分消失，粗糙皮肤变得光滑细腻，老年斑也逐渐减少。含核酸丰富的食物有鱼、虾、动物肝脏、酵母、蘑菇、木耳、花粉等。

2、多吃富含软骨素硫酸的食物

人的皮肤由表皮、真皮和皮下组织组成，影响皮肤外观的主要是真皮。真皮由富有弹性的纤维构成，而构成弹性纤维最重要的物质是硫酸软骨素。因此，只要多吃含软骨素丰富的食物，就可以消除皱纹，使皮肤保持细腻，富有弹性。软骨素主要存于鸡皮、鱼翅、鲑鱼头部等软骨内。

3、多吃酸牛奶和肉皮

人的皮肤每天都有几百万表皮细胞死亡，酸牛奶中含酸性物质，有助于软化皮肤的黏性物质，去除死细胞，在此过程中皱纹也可消除。多吃肉皮，能使贮存水功能低下的组织细胞得到改善，同时人体可利用肉皮中的营养物质，充分合成胶原蛋白，然后通过体内与胶原蛋白结合的水，去影响特定组织的生理功能，减少皱纹使皮肤保持光滑。

皮肤如何防晒

由于阳光中的紫外线，不论白天黑夜还是春夏秋冬无时不在，因此防晒不仅仅是夏天的"专利"，若想拥有健康光洁的皮肤，防晒应是一年四季都要进行的美肤步骤，当然在夏季更应注意。

一般来说，夏季上午11时至下午3时是阳光最强烈的时段，此时应避免户外运动，因为这一时段特别容易使人晒伤或晒黑。当烈日当头或在高原地区，若必须外出时，应戴帽边宽幅的遮阳帽（10~13cm）或使用遮阳伞，既可遮挡太阳光，又可起到点缀装饰的效果。在不热的情况下，尽量穿长袖衣服，至少可以有效阻挡部分的中波紫外线。因为中波紫外线的穿透能力较差,布料也有很好的防晒能力。棉质衣服的SPF值为15~40,针织浅色衣服的SPF值也有4~9。调查发现,在阳光下不受保护的皮肤比有衣服遮盖部分的皮肤提前衰老30年。随着海拔高度的增加,紫外线也越强。平均每上升1000米,紫外线就增加10%,而当高度超过2000米后,阳光的强度比海平面高出20%。因此,喜欢爬山的人特别要保护好自己,除了衣物和遮阳用品,在皮肤上均匀地涂抹一层高质量的防晒品,无疑是给皮肤又穿上了一件紫外线隔离衣。防晒用品的选择要根据各人肤质、季节、日晒时间长短、所在地区紫外线强弱等多种因素而定,不要盲目追求SPF值,因为防晒指数与防晒效果并不成正比递增。美国皮肤学会的一项调查显示,SPF15的防晒品可以抵御93%的紫外线,而SPF值34的防晒品只能多抵御4%左右的紫外线。一般来说SPF15的产品已有足够的防晒效能,因此许多欧美国家将SPF最大允许值定为30,日本定为50。

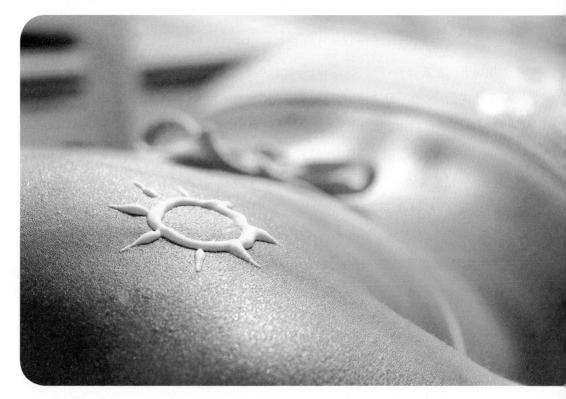

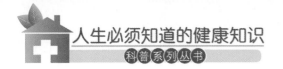
　　如果防晒品上只标注了SPF值，就只对中波紫外线有阻挡作用，可以防止皮肤晒伤，而对长波紫外线无效，不能防止晒斑。目前市面上多数防晒品都是如此，即使同时使用含有SPF的防晒霜或粉底时，两者的SPF值也是不会叠加的。如果对中波紫外线和长波紫外线都能抵御，一般这种防晒品在标注SPF的同时，还要有其他的标志说明。欧洲以长波紫外线后加上★来表示，日本以PA表示。防晒品是一种特殊用途的化妆品，受到国家卫生部门的严格管理。国产或进口的防晒品在外包装上都有相应的批准文号，应加以关注。

　　由于中国人乃至亚洲人的皮肤与欧美人的皮肤有很大的不同，而且观念也不同。欧美人喜欢日光浴，认为古铜色的皮肤美，但常常是晒伤了而没有晒黑，受过度光照伤害后发生皮肤癌的概率也较大。而黄种人接受日照或紫外线照射后的皮肤癌发病率不高，但很容易生成黑斑，因此防晒对黄种人的面部皮肤色斑的预防尤为重要。

　　一般而言，在不同的环境应使用不同SPF值的防晒品。在室内工作的人员可选用SPF10左右、PA+的防晒化妆品；比较容易晒黑或对强光敏感的人或经常在室外工作或活动的人，可使用SPF20左右、PA++的防晒品；而在烈日下行走或海滩游泳时，则应选择抗水、抗汗性好的SPF30左右、PA+++的强效防晒品。因为在日晒当中，皮肤不仅吸收阳光中的紫外线，而且还要连环境表面反射的光线一并吸收。雪的反射光最为强烈，为85%；沙滩为25%；海水或绿池水为5%；草地为3%。就一般环境而言，皮肤病专家认为，SPF15~25、PA++应是每天常规使用的、有效的广谱防晒品，可以显著减少紫外线对皮肤的损伤。由于儿童户外活动时间多，受紫外线照射的相对量也比较多。有资料表明，儿童时期接受紫外线剂量相当于其终生累积剂量的1/3，而1小时的日晒对儿童造成的损伤比成年人更深。因此，保护儿童，防止晒伤对年轻父母尤为重要。此外，皮肤白的人也要注意防晒，因其自我保护机制较差，更容易被晒伤。

　　防晒霜的使用也是有讲究的，一般最好涂完以后20~30分钟后再出门。因为防晒剂形成保护膜需要一个过程，而且一次涂抹的防晒霜的效力是有一定时间的。夏天容易出汗，易将防晒霜冲掉，应当每2~3小时就要补搽一次；如果是烈日下的连续暴晒，则60~90分钟后就应重新涂抹一次防晒霜。游泳后更应擦干体表水分重新涂抹；阴天或室内临窗而坐的人也应涂抹防晒霜，因为长波紫外线可以穿透云层到达地面，也可以穿透普通玻璃。与此同时，还应戴上墨镜保护眼睛，一旦发生灼伤，应用湿毛巾冷敷或冰敷，并用一些安抚止痒止痛的药，必要时应到皮肤专科就诊。

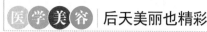

　　防晒剂内含有许多无机物、有机物和生物活性成分。因此对人的皮肤也有一定的潜在危害性，这种危害性随着SPF的增高而增加。一般来说，当防晒霜的防晒指数过高时，皮肤就会有较重油腻感，延展性也差，容易堵塞毛孔，不利于排汗，影响组织皮

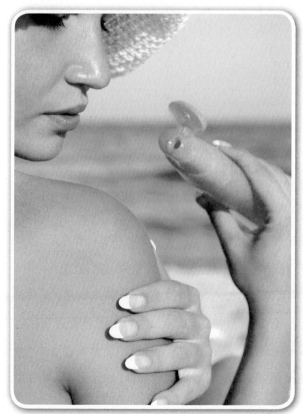

肤的分泌，可引起皮肤过敏或长痤疮。当过敏发生时，皮肤有瘙痒、灼烧感，可以起丘疹、红斑等。如果发生此种情况，应立即停止使用原化妆品，到皮肤科就诊，外擦炉甘石洗剂、氧化锌剂或激素类外用药。必要时同时口服抗组胺药或强的松，相应的对症治疗可使患者很快康复。

　　为了检测防晒品中是否含有对自己过敏的成分，可以采用一个简便的方法，即在前臂内侧或耳后少许涂抹一些准备用的防晒品。24小时后如果没有红斑或丘疹，没有痒感即可开始使用。

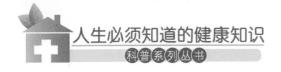
怎样收缩毛孔

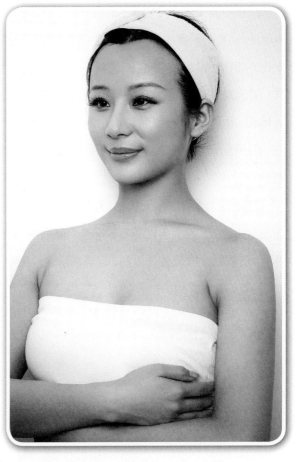

冰敷——把冰过的化妆水用化妆棉蘸湿，敷在脸上或毛孔粗大的地方，可以起到不错的收敛作用。

毛巾冷敷——把干净的专用小毛巾放在冰箱里，洗完脸后，把冰毛巾轻敷在脸上几秒钟。

用水果敷脸——西瓜皮、柠檬皮等都可以用来敷脸，它们有很好的收敛柔软毛孔、抑制油脂分泌及美白等多重功效。

柠檬汁洗脸——油性肌肤的人可以在洗脸时，在清水中滴入几滴柠檬汁，除了可收敛毛孔外，也能减少粉刺和痤疮的产生(但注意浓度不可太浓，且不可将柠檬汁直接涂抹在脸上)。

化妆棉+化妆水——事先准备1小瓶无油化妆水再装上化妆棉，一小时后，以化妆棉喷上化妆水轻拭出油的部位，对于毛孔粗大的你来说是清爽又有效的。

鸡蛋橄榄油紧肤——将一个鸡蛋打散，加入半个柠檬汁及一点点粗盐，充分搅拌均匀后，将橄榄油加入鸡蛋汁里，使二者混合均匀。平日可将此面膜储存在冰箱里，一周做1~2次就可以让肌肤紧实，改善毛孔粗大，促进皮肤的光滑细致。

栗皮紧肤——取栗子的内果皮，捣成末状，与蜂蜜均匀搅拌，涂于面部，能使脸部光洁、富有弹性。

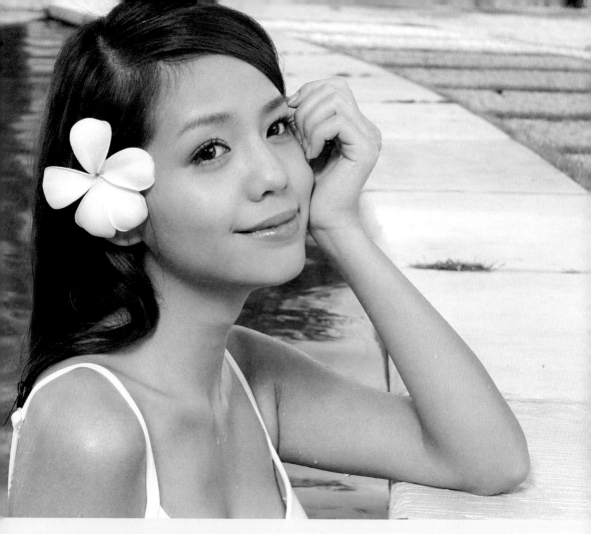

旅游时怎样保护皮肤

现代生活的高节奏使人们的生活和工作的压力陡增，经济收入的提高又使得人们有了足够资金在周末或节日长假中去郊游、旅游来放松自己疲惫的身心，陶冶自己的性情。人们外出旅行往往喜欢选择名山大川、雪域高原、急流险滩等不同于都市生活的风光。在旅行的过程中，由于人们经常暴露在外界环境中，因此皮肤的保养呵护也有别于一般的皮肤保养方法。总体来说，旅游时皮肤保养的重点在于防晒、防脱水、防过敏、防虫咬和保洁。

（1）保洁：由于外出旅行风餐露宿的机会比较多，生活的条件也赶不上居家过日子，因此首先要注意保洁。在旅途中一般不要化妆，尤其是不要化浓妆。因为旅途

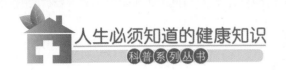

中很容易出汗，又暴露在外界环境中，皮肤很容易沾染上灰尘和脏物，有时枝条或石头等硬物还会划破皮肤，皮肤会因为毛孔的堵塞和细菌的侵入而引起毛囊炎甚至皮肤感染，故在旅游中小歇或到住所时，应当及时洗脸，有条件可洗澡，以去掉皮肤上的污垢，保持干爽清洁的皮肤。应随身携带一些创可贴和抗生素药片及药膏备用。旅游时饮食质量、食欲以及睡眠等都赶不上在家中的时候，身体对外界的抵抗力也会随之下降，故皮肤过敏发生的概率会随之增高。皮肤会出现红斑、丘疹或风团，伴有瘙痒，故而旅游时应携带一些扑尔敏、维生素C和葡萄糖酸钙片以及外用止痒药物，如皮炎平、无极膏、醋酸去炎松尿素软膏等是很有必要的。

（2）防晒防脱水：旅行中登山远眺、下水游泳、远足跋涉的机会比较多，皮肤暴露和出汗的机会也相应地增加，故而应注意防晒和防脱水。皮肤晒伤会出现红斑、水疱和疼痛，以后还会出现色素沉着。皮肤脱水后，嘴唇手足易干裂，面部易起皱纹，人显苍老疲惫，重者还会出现头晕眼花、疲乏无力，故应随身携带足够的水或饮料，多喝水的同时，也可经常向脸部喷洒一些矿泉水，让水分直接滋润皮肤，及时补充水分；需要携带的防晒品有SPF20~30、PA++的全层防晒霜，宽檐遮阳帽或遮阳伞，深色墨镜，尽可能穿长袖衫和长裤，一可避免日光暴晒，二可防止蚊虫叮咬。

（3）防蚊虫：在旅行途中或居住条件不好时，旅游者最容易受到蚊虫的叮咬，特别是登山或在森林、草地中休息时，有可能受到野外环境中的桑毛虫、松毛虫、隐翅虫、刺毛虫、白蛉、蠓、虻、甲虫、蜱、蜂、蜈蚣、蚁、蝎、蜘蛛、臭虫、跳蚤、蛇等昆虫或动物的叮咬，引起皮炎或叮咬伤。在水中可能会受到蚂蟥、海星、海绵、刺胞动物等的伤害。这些伤害一般多发生在人体暴露的部位，轻者仅能引起皮肤的损害，重者可有生命危险。所以，旅游者在旅行前应有所准备，在旅行中应做好防护。

在旅行中，如被桑毛虫、松毛虫、刺毛虫、蚊子、白蛉、虻、蠓、臭虫、隐翅虫伤害后，可在受伤皮肤局部涂抹清凉止痒剂、糖皮质激素制剂，如皮炎平、无极膏、肤轻松等。痒痛剧烈者可口服扑尔敏、非那根、西替利嗪等抗组胺药物，每次1片，每日

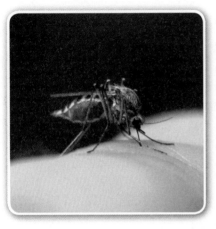

2~3次；或强的松15~30mg，一次顿服，连服2~3天。出现糜烂渗液者，可以做局部冷湿敷，并涂抹氧化锌油等。当被蜱叮咬皮肤时，不要强行拔除，以免其口器断在皮肤内，可以涂煤油或点蚊香驱赶，如有镊子，也可夹住蜱的前端，轻轻上提，去蜱后可以用麻药局部封闭。痒痛明显时，可以用抗组胺药或糖皮质激素。被飞蚁、蜂、蜈蚣、毒蜘蛛蜇伤，早期可在局部外搽3%~10%的氨水，或用5%碳酸氢钠溶液中和毒液，或外用蛇药，还可外涂止痒剂和糖皮质激素制剂。疼痛剧烈者，可用麻药局部封闭；中毒症状明显者，在给予抗组胺药和糖皮质激素口服或注射的同时，在蜇伤部位的近端绑扎止血带，并急送医院抢救。被蝎子蜇伤后立即冰敷、绑止血带，拔火罐尽量吸出毒液，外敷蛇药或如意金黄散，症状较重的，可以用抗组胺药物和糖皮质激素。被蚂蟥吸附住皮肤时，不要用力撕拉，而应用指甲或镊子夹住其身体，或用火柴烧其尾部，可使其自然脱落，然后外涂碘酒消毒即可。对毒蛇咬伤者，应立即绑扎止血带并冰敷，每隔30分钟放松1次，伤口做十字切开，进行冲洗和吸毒，上蛇药，然后急送医院抢救。

在卫生条件不好的住所，有可能通过卧具传染上疥疮、虱病。一旦传染了疥疮，在皮肤皱褶处，如指缝、腹股沟、腹部等处会出现红色的丘疹、水疱或隧道，夜间奇痒。治疗以杀虫为主，外用药物有含r-666的疥灵霜、疥得治以及10%的硫黄软膏、优力肤等。瘙痒剧烈的可以短期内使用抗组胺药物和糖皮质激素等。

由此看来，外出旅游随身携带一些防虫叮咬的药物和蛇药、清凉止痒药、皮炎平以及扑尔敏类的抗组胺药物和强的松类的糖皮质激素药物是很有必要的。另外，在杂草丛生、树林茂密或潮湿阴暗的地域最好穿上长衣长裤，有备才能无患。

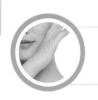

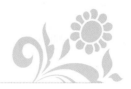

了解皮肤

怎样给皮肤体检

常用的测试皮肤类型的方法有肉眼观察法、放大镜观察法、纸巾擦拭法、紫外线观察法和电脑皮肤测试仪法。

(1)肉眼观察法:是最基本、最常用、最方便的方法。是在没有涂抹化妆品的情况下,在光线充足的自然光下仔细观察皮肤的颜色、质地、毛孔大小、含水量多少,皮屑的有无多寡及性质,有无炎性皮疹等。着重注意观察额、颊、鼻及鼻翼的皮肤状态,然后作出综合判断。

(2)放大镜观察法:这种方法也比较简便,一般在洗净面部、皮肤紧绷感消失的情况下,借助放大镜仔细观察皮肤的纹理、毛孔的大小、皮脂分泌状况及皮肤含水量等,作出准确的判断。皮肤纹理较粗、毛孔较大、肤质细腻饱满者,为油性皮肤;皮肤纹理较细、毛孔较小、肤质干燥起皮屑并有细小的皱褶者,为干性皮肤;介于二者之间者为中性皮肤。

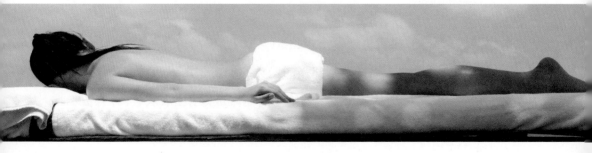

（3）纸巾擦拭法：这是一种比较实用的测试皮肤类型的方法。也是许多女性 在日常生活中常用的方法。一般是在没有涂抹化妆品的情况下，用细质柔和、吸水性强的面巾纸，分别擦拭额、面颊、鼻翼和下颌等处，然后观察纸巾上油污的多少。可以在晚上睡觉前洗净面部的化妆品，翌日晨起时进行测试操作。如果纸巾上基本没有油迹，为干性皮肤；如果油污较多成片状，使纸巾呈透明状，即为油性皮肤；介于二者之间的为中性皮肤。这种方法还可以作为皮肤科医师测量皮脂分泌量的方法（比较纸巾擦拭前后的重量差异）。有的国家利用锇酸与皮脂接触会变成黑色的反应，制成锇酸试纸来测定皮脂的分泌量，准确率在90%以上。

（4）紫外线观察法：在医用紫外线灯的照射下，观察没有涂抹化妆品的皮肤色调。油性皮肤呈大面积的橙黄色的荧光块；中性皮肤大部分呈淡灰色，小部分呈橙黄色；干性皮肤大部分呈淡蓝色，或少许或没有橙黄色荧光块。

（5）电脑皮肤测试仪法：该法是通过一个与电脑相连的探头测试面部皮肤的导电性来判断皮肤的类型。因为皮肤的导电性与其含水量有关，一般油性皮肤的导电性高，干性皮肤的导电性较低。这种仪器在美容院或商场中较多，操作也比较简单易学。

皮肤具有哪些自我保护作用

（1）屏障作用：皮肤的屏障作用有两方面。一方面，由于皮肤结构致密、柔韧而富有弹性，对来自外界环境的摩擦、牵拉、挤压、冲撞等有一定的保护能力。皮肤的角质层对弱的化学刺激（如酸、碱等）有一定防护能力，对光线（如紫外线、磁力线及放射线等）有一定的吸收能力，也有一部分遮挡能力，对低电流有一定的阻抗能力，也可以防止微生物和寄生虫的侵入。另一方面皮脂与汗液一起在皮肤表面形成脂膜，可以防止机体内的水分、电解质及营养物质丢失。皮脂呈弱酸性，这种环境不利于一些致病微生物的生长。

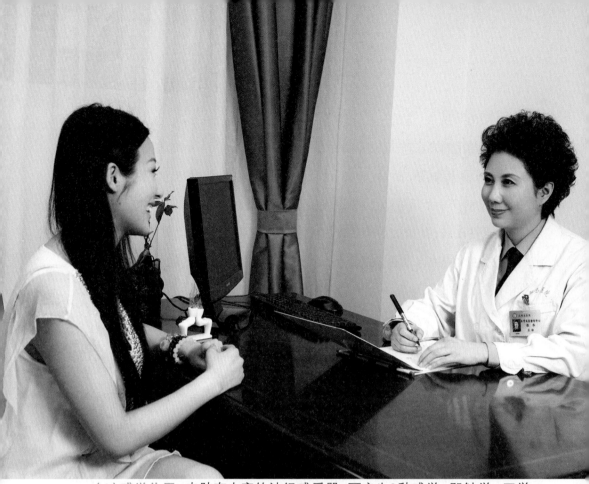

（2）感觉作用：皮肤有丰富的神经感受器，可产生6种感觉，即触觉、压觉、冷觉、热觉、痛觉及痒觉。除了能够感受痒、痛、触摸、挤压、变形、振动、温度变化刺激外，还能更进一步分辨为蚁行感、坚硬、柔软、粗糙、细腻、光滑、潮湿、刺痛、烧灼痛、钝痛、牵拉痛等不同的细微感觉，如同一部精妙神奇的仪器。各种感觉都是通过神经末梢或感觉小体感受器转换成动作电位，传递到中枢神经系统，经过综合分析，人们才有相应的感受。

（3）调节体温作用：人体能维持37℃左右的恒温，主要是靠皮肤的调节作用，因为皮肤的散热要占总散热量的90%左右。皮肤的散热主要通过辐射、对流、蒸发和传导4种散热方式，达到调节体温的作用。

皮肤浅层血管的舒张和收缩是调节体温的另一要素。外界温度降低时，皮肤血管就收缩，流经皮肤的血液量减少并减慢，出汗量少，从而降低散热量，保存热

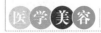

量。相反，外界温度升高，则皮肤血管扩张，血流量增多，血液循环加快，经皮肤散热量亦随之增大。

（4）吸收作用：皮肤有选择性吸收外界物质的能力，主要是通过角质层、毛囊、皮脂腺和汗管口等途径。虽然皮肤对水和电解质的吸收作用很弱，但对脂溶性物质、油脂类、重金属及盐类、无机酸等有不同程度的吸收作用。皮肤的吸收作用是化妆品护肤和皮肤科外用药物治疗皮肤病的基础。

（5）分泌和排泄作用：皮肤的分泌和排泄功能是通过汗腺和皮脂腺进行的。其中汗腺的功能类似肾脏，在调节体温的同时，可以排泄和代谢物质，如尿酸、尿素。而皮脂腺分泌的皮脂中含有游离脂肪酸、油蜡醇、甘油醇、胆固醇等物质，其中游离脂肪酸具有抑制细菌的作用。从某种程度上可以说皮肤是第二肾脏，这种作用在肾功能不全患者身上尤为突出。

（6）代谢作用：体内的主要代谢，如糖、蛋白质、脂肪及水和电解质的代谢，也都能在皮肤内进行。

各种皮肤性质的特点有哪些

许多人在不知道自己的皮肤是属于什么类型的情况下，就盲目地使用化妆品，这样做的后果就有可能使皮肤受到伤害。因此，要想保护好自己的皮肤，就得先搞清自己的皮肤属于哪一种类型，然后有的放矢地、科学地选择化妆品进行皮肤的保健护理。

（1）油性皮肤常见于青少年或多脂饮食的成年人。由于皮脂分泌过多，容易生粉刺、痤疮、酒渣鼻、脂溢性皮炎。这类皮肤不容易起皱纹，对阳光、化妆品及其他理化刺激因素耐受性好，且不易出现衰老现象。

（2）干性皮肤多见于40岁以上成年人，又可分为缺水性干性皮肤和缺油性干性皮肤，两型既可单独存在，又可同时存在。缺油性干性皮肤多见于年轻人，缺水

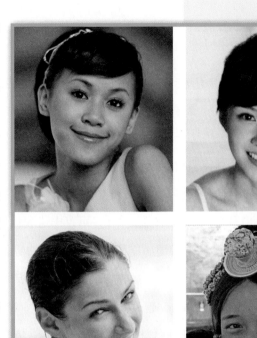

性干性皮肤多见于35岁以上的人及老年人，既缺油又缺水的干性皮肤多见于老年妇女。这类皮肤导电性低，紫外线灯下呈淡蓝色，对化妆品和阳光的耐受性差，很容易发生过敏性皮肤病。

（3）中性皮肤多见于青春发育期前的少女和儿童，是理想健康的标准皮肤。这类皮肤厚薄适中、皮脂水分分泌均衡、外观色泽俱佳，可随季节自动变化调节，天冷趋干，天热趋油，肤质清新滋润、细腻、富有弹性，不易产生皱纹，对外界刺激也不太敏感。混合皮肤往往是油性皮肤治疗或护理不当或滥用化妆品演变而来的，多见于25～35岁的年轻人。兼具油性皮肤和干性皮肤的特征，往往是在面部T形区（前额、鼻、鼻翼、口周、下巴）皮脂分泌较多，呈油性状态，T形区之外皮肤呈干性或中性状态。可伴有痤疮或脂溢性皮炎。

（4）敏感性皮肤可见于上述各种皮肤，其皮肤较薄，皮肤的保湿功能差，皮脂容易丢失，对外界刺激很敏感。当接触到化妆品或外用药物后即感刺激，会出现局部脱屑、红斑、丘疹、瘙痒、刺痛，甚至肿胀、流水等症状。

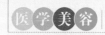

黑色素是如何形成的

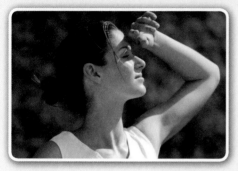

皮肤的基底层细胞内有一种黑色素细胞，呈树枝状分布，有分泌黑色素颗粒的功能。黑色素颗粒能够吸收阳光中的紫外线，阻止其射入体内伤害深层组织。外界紫外线越强，黑色素细胞分泌的黑色素颗粒越多。

人的肤色深浅是由皮肤中含黑色素颗粒的多少决定的。冬季日光较弱，皮肤中黑色素颗粒较少，皮肤比较白，夏季阳光强烈，皮肤中黑色素颗粒增多，皮肤较黑。

黑色素主要是黑色素颗粒中的酪氨酶受刺激发生化学反应而形成的。

皱纹产生的机理是什么

（1）水分丢失增多：随着年龄的增加，表皮层与真皮层扁平，表皮层变薄、表面积增大，使皮肤水分挥发加快、丢失增多。

（2）角质层自然润滑因子含量减少致使皮肤水合能力下降：由于水合能力降低，皮肤难以保持正常水分，而使皮肤逐渐出现细小皱纹，随着皱纹的进一步增多和加深，使皮肤表积不断增加，水分丧失更加严重，此时皮肤干燥，皱纹加重。

（3）皮肤水脂乳化物含量减少：皮肤中的水脂乳化物是由汗液与皮脂腺在皮肤表面所形成的一层乳状膜。随着年龄的增长，皮肤组成中的汗腺逐渐萎缩，其数目减少，分泌功能也日越下降，皮脂腺虽然倾向于增大，但其数目明显减少，皮脂分泌总体趋势下降，因此，老年人皮肤角质层中的HE含量也不断减少。随着HE的减少，皮肤表皮相应失去其滋润和保水功能，特别是皮肤中和碱性物质的能力大为降低,使皮肤干燥程度增加,皮肤变粗变硬,出现明显粗糙。

(4)表皮细胞更新速度减慢:随着年龄的进一步增长,表皮细胞的代谢能力减弱,更新速度开始减慢,新生细胞生成减少。角朊细胞增大,一些角朊细胞出现角化不全、表面轮廓不清,角质层屏障功能减弱,使皮肤组织水分储藏不足而导致皮肤干燥、皱纹增加。

(5)表皮黑素细胞的改变:活化的黑素细胞的数目随年龄增加而减少,且其储备能力也在不断减少,使其光老化作用加强,真皮弹性纤维加快变性和破坏,皱纹增多加深加重。而真皮胶原纤维和弹力纤维改变,决定了皮肤皱襞、松弛、萎缩、毛细血管紧张等老化外貌的发生和发展。

(6)真皮层原纤维的变性和合成减少:这是引起皮肤弹性和韧性下降及皱纹形成的重要原因之一。然而皮下组织中脂肪组织的萎缩及功能改变在皱纹的形成和加重方面也起了重要作用。老年人的皮下脂肪组织减少,很大程度上是由于皮下脂肪组织萎缩的缘故。

(7)真皮结状弹力纤维发生结构变化:主要是由于老年人真皮纤维母细胞寿命缩短,分裂能力下降。在老年期弹性蛋白的基因表达骤降,使功能性弹性纤维合成减少,皱纹出现更加明显。

(8)人体代谢物及色素不断刺激的积累:不仅加快了皮肤组织和细胞的损伤,还会导致真皮结构蛋白、结缔组织和酸性黏多糖的降解,促使皮肤进一步老化和皱纹加重加深。

(9)面部表情、地球引力等因素作用,也是形成面部皱纹的原因。

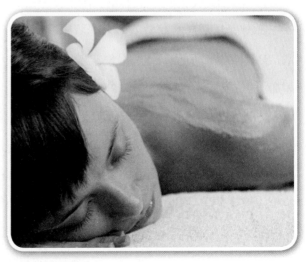

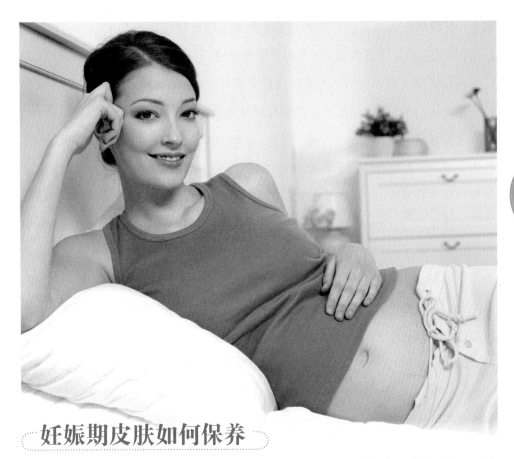

妊娠期皮肤如何保养

"十月怀胎，一朝分娩"道出了女性在怀孕期间经历的磨难和痛苦。怀孕是女性特有的一种生理现象，在这个时期，女性的内分泌、代谢和免疫力都会发生很大的改变，皮肤上也会出现一些相应的生理性改变和引发一些与妊娠有关的皮肤病。因此，妊娠的女性尤其应当注意皮肤保养呵护的一些方法。

在妊娠期间，会出现一些生理性的变化，如乳晕、乳头、腹白线、外阴、腋下皮肤会出现色素沉着，原有色素痣颜色加深，面部出现蝴蝶斑等。这些改变在产后会因激素水平恢复正常而逐渐减轻或消退，故孕妇不必为此而紧张，同时也应采取防晒措施，避免色素沉着进一步加深。妊娠期毛发生长周期的改变会引起孕妇弥漫性脱发，这是毛发生长休止期延长造成的脱发，一般会在数月后逐渐

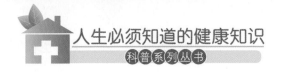
恢复。妊娠时皮质激素的升高和腹部的胀大会引起组织膨胀和皮肤弹力纤维的断裂,形成银白色的妊娠纹,在产后可部分减轻。

在妊娠期间最容易出现的皮肤病是瘙痒性皮肤病,如妊娠瘙痒疹、荨麻疹样丘疹及斑块、妊娠丘疹性皮炎和妊娠瘙痒性毛囊炎等。

主要表现为皮肤上出现丘疹、红斑、斑块,有不同程度的瘙痒,搔抓后可留下色素沉着。这些病会引起孕妇不舒适的感觉,但对胎儿没有什么影响。对此可以短期内服用扑尔敏,外用皮质激素类的霜剂,如2%氢考霜、皮炎平霜等。对瘙痒性的毛囊炎,可外用一些金霉素、红霉素等抗生素软膏,避免食用油腻、多糖的食物。由于此期内分泌的改变特别明显,皮肤对外界的敏感程度也相应地提高了许多。所以,怀孕期间的女性应尽量避免使用化妆品,化妆品中一些化学成分不仅有可能引起孕妇皮肤过敏,而且有可能对胎儿产生不良的影响,尤其是增白类的产品含铅、汞可能性比较大。孕期不宜染彩发、烫发,因为染发剂中可能含有铅、汞、对苯二胺等物质,会对胎儿的生长发育有影响。日常生活中一些化工产品,如洗衣粉、洗洁精、漂白粉,孕妇应尽量少接触,如果接触最好戴上防护手套,避免对自身的皮肤或胎儿产生副作用。对于皮肤的护理,不要经常用一些刺激性大、剥脱作用强的去死皮面膜,可根据自己的肤质用一些保湿营养类的护肤品。对于孕期生理性的皮肤改变,孕妇不用紧张,在分娩之后,这些改变大多会减轻或消退的。只要精心呵护,加强营养,分娩之后的女性一样会拥有靓丽的肌肤。

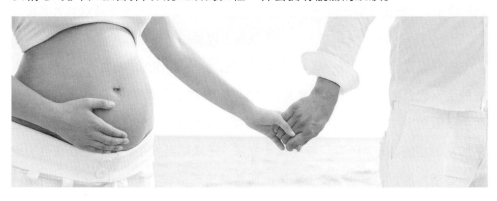

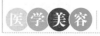

手法保养

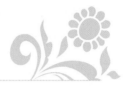

香薰音乐美容法

香薰美容，自古有之。唐朝杨贵妃"春寒赐浴华清池，温泉水滑洗凝脂"，便是以多种花卉置于温泉之中，以其香浸身，浴后又以香袋掖身，其身散发的馥郁飘溢之香气令六宫粉黛无颜色，君王从此不早朝。

在当代社会中，面对紧张的生活节奏和繁忙的工作日程，人们的身体和精神都承受着从未有过的压力和重负，在此情形下，如果能够置身于花丛香海中，体味飘飘欲仙的感觉，无疑是一件快意的事。香薰音乐疗法正是这样通过按摩、香薰、精神放松等内调外治的方法，来达到爽身悦心提神的美容美体疗法。有吸入、按摩、浸浴三种操作方法。从具有香味的植物花朵和树脂中提炼的精华，通过与人嗅觉和触觉的直接反应，在飘溢着沁人心脾芳香的环境中，聆听轻柔悠扬的音乐，可有解乏怡神、浸香润肤的功效，国内外许多从事健康美容产业的制造商纷纷推出了香薰产品。香薰产品即植物精油萃取自植物的花、叶、根、籽、皮、果、茎等部位。各种植物所能萃取的精油量有所差异，例如通常情况下大约100朵玫瑰花才能萃取出一滴玫瑰精油。不同的香薰精华油，挥发性亦有不同。不同的香薰具有各自相异的疗效，其中薰衣草能够促进睡眠，有益身心；姜能驱寒祛湿，助消化，治伤风感冒；黑胡椒可治疗风湿痛、胃气胀、冻疮，但敏感性肌肤不宜使用；广藿香只需少量便能达到怡情和镇静作用；肉桂有抗菌、润肠、紧肤、除疣的功效，还能刺激性欲，舒缓疲劳；茴

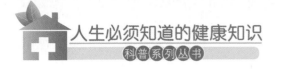

香有抗过敏、减肥、催乳、助消化、治便秘的功效；茉莉可刺激性欲，治疗痛经，并有抗敏消炎之功效，适合干性皮肤；玫瑰可治痛经、抗敏消炎，适合干性和敏感性皮肤；柠檬具有抗菌、治疗伤风感冒、助消化和减肥的功效，适合油性皮肤；罗马甘菊有促眠、缓压舒心、稳定情绪的作用；橘助减肥，可淡化妊娠纹和瘢痕；薄荷具醒脑、助消化、防蚊叮、防感冒和头痛的功效，适合油性皮肤；山茶油有抗菌消炎、防晒止痒、防蚊虫叮咬及增强免疫力的功能。挥发性高的香薰油功能只能维持24小时左右；中度挥发性的香薰油，其香味可维持2~3日；低挥发性的香薰油因其挥发的速度较为缓慢，其功效和香味的维持可超过3天。具体使用时，最好将三种不同挥发度的香薰油按一定比例和功效进行调和应用。天竺葵、玫瑰花适用于干性皮肤；佛手柑、尤加利、薰衣草、茶树、柠檬、迷迭香、天竺葵、檀香木适用于油性皮肤；洋甘菊、橙花适用于干燥皮肤。甜橙、橙花、广藿香，适用于日晒斑；玫瑰花、天竺葵、广

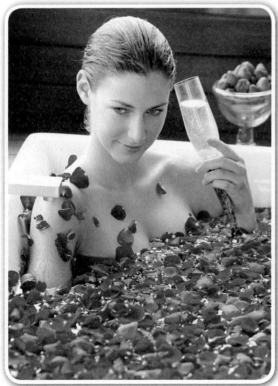

藿香，适用于痛经；薰衣草、甜橙，适用于治疗失眠等。玫瑰精油+檀香木精油+甘菊精油，适用于治疗严重干燥脱皮；玫瑰精油+薰衣草精油+甘菊精油，适用于治疗过敏、瘙痒；玫瑰精油+橙花精油+茉莉精油，适用于皮肤缺水老化的人群。

香薰疗法虽好，但一般不用于孕妇、高血压患者等，也不可纯精油直接涂抹在皮肤上，以免引起刺激或过敏。

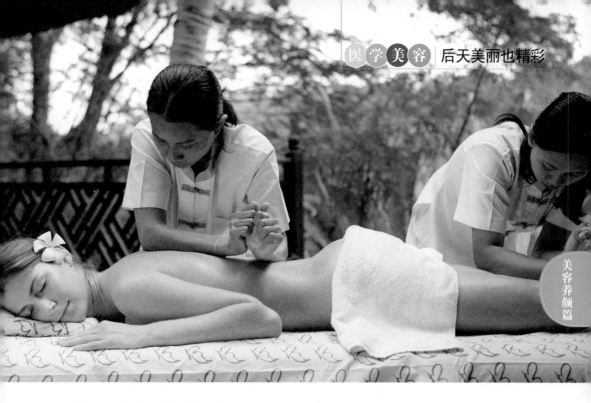

中医穴位按摩法

想拥有年轻的容颜是每个女性的心愿,而爱美之心人皆有之。中医认为"头为诸阳之会,面为五脏之华",其实,我们的脸上藏有很多"美容穴"。只要我们正确按、揉这些穴位,就能使面部气血流畅,达到美化容颜的保养效果。

面部穴位相关的经络连接着全身众多部位,通过按压这些穴位,不仅能使皮肤细腻柔嫩、延缓或减少面部皱纹的产生,而且能清脑醒神、充沛精力,达到自然的健康美。

面部穴位按揉最佳的时间段是洗浴后,这时血液循环加快,体温上升,如果对面部穴位给予按揉,效果最好。入睡前,放松心情进行按摩,对皮肤弹性的恢复、消除和延缓皱纹的产生也很有帮助。次之的时间段是在早晨起床后或午饭后。面部按揉的方法有三个要点:一是穴位要准,二是动作要柔,三是用力要恰当。具体方法是:洁面后,手心相对,搓热手指指腹,对头面部诸穴进行按揉。通常可用拇指、食指,或者中指的指尖进行,手法要轻,每个穴位可用2~3分钟,然后用指尖压穴,直到穴位酸胀为止。每天或隔天可按摩一次,效果最好。

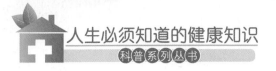

乳房锻炼健美法

人们将女性的乳房视为性感和母性的象征。约有1/5的少女乳房在其10岁时就开始膨隆，到18~22岁时，女性的乳房是其一生中最有弹性和魅力的时期。至哺乳期后或30岁以后，伴随着体内雌激素的下降，女性乳房开始缩小，弹性下降，变得松弛下垂。更年期后的女性乳房会变得更小更松弛下垂。乳房的形状与大小可因种族、遗传、年龄、哺乳、营养状况、体育锻炼等因素而差异较大。我国成年女性的乳房一般呈半球形或圆盘形，两侧基本对称，一般位于胸前的第二至第六肋骨之间，内缘近胸骨旁，外缘达腋前线。美学的观点认为半球形、圆锥形的乳房是属于外形较理想的乳房。中国女性完美胸围大小与身高的关系为：身高×0.53，如一个身高1.60米的成熟女子，她的标准胸围应该是84.8cm。

乳房主要由腺体、导管、脂肪组织和纤维组织等构成。乳头由致密的结缔组织及平滑肌组成，其表面覆盖复层鳞状角质上皮。乳头、乳晕处的神经末梢丰富，感觉敏锐，爱抚或吸吮刺激时，所产生的平滑肌收缩可使乳头勃起。乳房内的脂肪组织呈囊状包于乳腺周围，形成一个半球形的整体，构成乳房的轮廓，脂肪组织的多少与其性欲和哺乳功能的强弱没有必然的因果关系。

乳房的发育经历幼儿期、青春期、性成熟期、妊娠期、哺乳期以及绝经期等不同时期。各期之间由于体

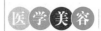

内分泌激素的水平差异很大，乳房的发育和生理功能也各有不同。青春期女性乳房受体内雌激素的影响，乳腺的组织结构逐渐趋于完善和成熟，并随每一个月经周期发生周期性变化。而妊娠期与哺乳期的生理活动也会相应地减弱。乳房主要的生理功能包括哺乳、性征和参与性活动，其中哺乳是乳房最基本的生理功能。乳房也是女性第二性征的重要标志，是女孩青春期开始的标志。拥有一对丰满、对称而外形漂亮的乳房是现代女性形体美和展示女性魅力的重要标志。此外，在性活动中，乳房也是女性除生殖器以外最敏感的器官。爱抚、亲吻与吸吮等性刺激时，可使乳房胀满、增大，乳头勃起，其频度与性刺激的强度和性高潮的程度相一致。

乳房的生长发育及其各种生理功能的发挥受多种内分泌激素的作用。内分泌激素的作用会直接或间接地影响乳腺的状态。其中雌激素是对乳腺发生直接作用的女性激素，雌激素中生理活性最强的是雌二醇。

丰满的胸部是现代女子体形健美的标志之一。但凡女性，谁都不愿意被别人称为"太平公主"或"飞机场"。谁都想拥有尽显女性曲线美的高耸而坚挺的乳房。然而，在现实生活中却往往不能够尽如人意。因此，才会有市场上琳琅满目的丰胸器、健美霜之类的用品，但用过的女性少有说疗效奇佳者。

一些求"挺"心切的女性往往希望借助于口服雌激素或者外涂丰胸霜来隆乳，以免除"挨刀"隆胸的痛苦。殊不知，短期使用雌激素虽然没有大问题，但如长期使用或滥用，可能会引起月经不调，恶心、呕吐、头晕等症状，增加患子宫癌的可能性。国外20多年来对服用乙烯雌酚的女性随访观察的研究结果显示，服用者比不服用者患癌症的危险性增加40%~50%。

一些成年女性乳房偏小的原因往往与遗传相关，这种情况即使加强营养和锻炼，效果也是不明显的。但也有一些女性是由于营养状况而导致乳房发育不良的。一些女性想瘦身而过分节食，却还想拥有丰满而富有弹性的乳房的观念是美胸的误区。许多人都注意到，常参加体育锻炼的女孩，乳房一般比同龄的女孩更为丰满挺拔，可见锻炼是丰胸的良方。锻炼的方法也是多种多样的，有条件的可以到健身房，

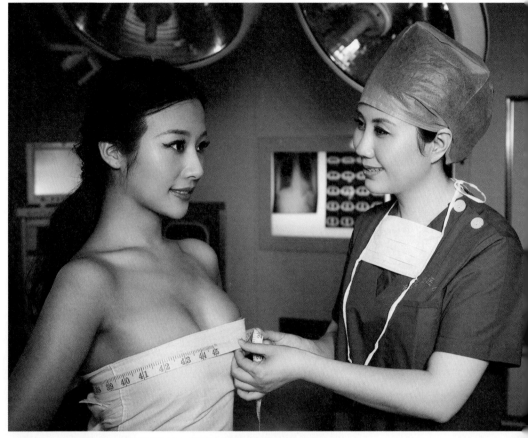

在家中也可以进行简易的锻炼。常见锻炼方法如下。

（1）扩胸器：根据自己力量的大小选择一个合适的力度，每天进行10次左右的重复训练。

（2）俯卧撑：将双脚并拢，保持躯干和双腿的挺直，以手臂的曲直使身体整体做上下垂直移动，身体不能着地，每天做10个左右。

（3）举哑铃：以小重量的哑铃根据自己的力量大小做上下和平展移动。以上三种方法能够增强胸部肌肉力量和耐力，容易调节运动量，不易产生疲劳，每个项目之间可以休息2~3分钟。可以根据自己的时间和力量渐次增加运动量。

（4）游泳：游泳时四肢都可以活动，尤其是双臂的收拢与舒展对于臂胸肌肉的

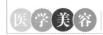

锻炼是很有益处的, 而且水波对乳房也有按摩作用, 尤其是蝶泳和自由泳, 这两种泳姿最易使胸部肌肉强韧, 并使乳房丰满。爱游泳的女性乳房一般都有弹性且挺立。

(5) 韵律操: 在优美的旋律中舞动自己的上身及手臂, 可以使脊柱大幅度弯曲、伸直、保持良好的身姿, 可以避免含胸、驼背。走路时背部平直, 乳房自然就会显得挺立丰满, 这有助于增加女性的气质和韵味。

(6) 按摩: 有学者的实验研究表明, 按摩疗法可以促进乳房的丰满增大。坚持每天早上起床前和晚上睡觉前裸上身仰卧床上, 用双手由乳房周围向乳头旋转按摩10分钟, 先顺时针后逆时针方向, 以乳房皮肤有微红时为止, 最后提拉乳头5~10次。这样, 可刺激整个乳房, 包括腺管、乳腺脂肪、结缔组织、乳头等, 使乳房日趋丰满而富有弹性。1个月后即有较为明显的效果。

此外, 在日常生活中, 应当注意文胸的选择。戴不合体的文胸有诱发乳腺癌的可能。如果胸罩尺寸太小, 会压迫乳房, 使血液循环不畅, 从而产生乳房下部血液瘀滞而引起疼痛或乳房发育不良。如长出纤维瘤、乳房变形、乳头扁平、乳头粗糙内陷等。因此, 佩戴文胸宁大勿小、宁松勿紧。一般来说, 选择乳罩之前应当测好自己的胸围差, 胸围差为乳房最突出部位的紧身胸围与胸下围之差。胸围差为6~8.5cm, 为AA型; 8.5~11cm, 为A型; 11~13.5cm, 为B型; 13.5~16cm, 为C型; 16~18.5cm, 为D型。睡觉时不要戴文胸, 避免文胸的钢丝压迫胸部, 阻碍正常呼吸。睡姿以仰卧最好, 可以避免侧身挤压乳房。同时, 平时要做好乳房的自查或医检等保健工作。月经初潮早, 绝经迟; 35岁以上生育第一胎; 母系(母亲、姐妹、女儿、外祖母等)乳癌家族史; 患有良性乳腺病, 如乳腺增生病、乳腺纤维腺瘤、导管内乳头状瘤等女性属于乳腺癌的高危人群, 需要定期检查。自查时首先看乳房外观是否有橘皮样皱缩和酒窝状改变, 有无潮红糜烂渗液等改变。然后一侧手指并拢, 平放于乳房上, 顺时针或逆时针方向由内及外依次轻柔地触摸。若发现异常, 应及时到医院检查和治疗。一般月经来潮的第十天左右是检查乳房的最佳时机, 此时雌激素对乳腺的影响最小, 乳腺的病变或异常最易被发现。

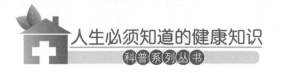
卵巢保养

环境的侵害和年龄的增长，使女性的卵巢功能渐渐衰退，并发生萎缩，导致原本美丽的肌肤出现松弛，缺乏弹性和光泽，更令女性的生理肌能出现紊乱。选用专业的芳香精油，配合家庭实用的卵巢保养，令天然养分渗透肌体，辅助刺激卵巢分泌和吸收功能，从里到外呵护肌肤。

卵巢保养可延缓月经期，调节内分泌，使女性更年轻。卵巢养护还可平抚情绪，缓解紧张状态及压力，排出身体多余水分和毒素，活血通经。

卵巢保养通常采用富含多种植物精华的香精油，配合腹部经络穴位手法按摩、子宫卵巢反射区按压、贴敷、远红外线理疗等方式，让精油有效成分循行于人体经络中，刺激下丘脑分泌更多的女性激素，恢复和调整女性机体，疏通卵巢部位的瘀滞，增强卵巢免疫力，从而达到温补强化、调理和预防妇科疾患的作用。

肩颈舒缓保养

长时间低头伏案，使颈椎处于向前屈的劳累状态，颈后肌处于强直状态。颈肌慢性劳损，是导致颈椎病的重要原因。

长时间保持端坐姿势，肩部肌肉处于紧张状态，易压迫血管，从而导致血液供给不足，人的衰老是从肩颈开始的。当我们肝脏解毒功能弱的时候，就会影响到我们血液中的杂质堆积过多，也会影响到肩颈僵硬、酸痛，甚至出现如头晕、头痛、偏头痛，睡眠质量下降，记忆力下降等亚健康症状，严重的也会导致内分泌失调，包括更年期的提前。针对这些问题，我们都要及时做调养，精油混合于植物基础油里，通过按摩的方式，可以帮助身体疏通管道，清除毒素。有效解决肩颈酸痛及僵硬的问题，可以促进血液循环，帮助分解肩颈乳

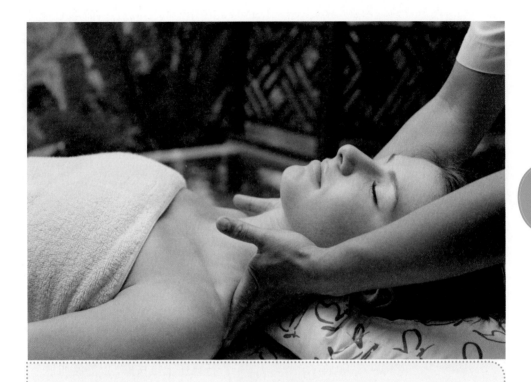

酸,改善肩颈问题。

　　通过保养护理,可减轻肩颈疲劳,关节疼痛,风湿炎症,改善僵硬肌肉,颈部皱纹,颈部松弛,颈部色素不均匀等,达到活血化瘀,祛风疏寒,疏通活络,行气止痛,延缓颈部衰老,改善颈部肌肤的目的。可改善肩部及两臂的血液循环,从而缓解肩部的疲劳。对颈椎病可收到预防、缓解的效果。

颈部保养

　　脖子容易过早衰老,是最先显老的部位。皱褶一旦出现,再想彻底消除是很难的。但是,如果能长期坚持对脖子的保养,就可以控制皱褶的继续发展。保健脖颈的方法简便易行,主要包括皮肤护理、颈肌和颈椎运动在内的综合保健措施。颈部

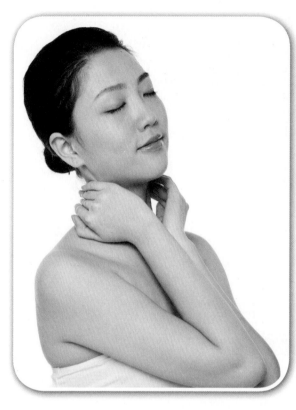

肌肤比脸部更为薄弱，皮脂腺和汗腺的数量都只有面部的1/3，加上频繁的扭头、摇头，水分与皮脂分泌严重不足，所以更容易显现出衰老。

所以，我们在精心护理面部的同时，一定要注意对于颈部皮肤的护理，下面来为大家介绍几个关于颈部护理的方法。

建议大家在临睡前对颈部进行适当的按摩，促进该部位的血液循环。前颈：用手自下而上进行轻压上推按摩，以舒缓肌肤下坠情况；后颈：将双手置于颈背，向下缓按而有节奏地揉至双肩。像这样的按摩每星期至少要做一次，将会非常有助于颈部皮肤的新陈代谢，延缓皮肤老化。

在用面霜或乳液涂抹脸部的时候千万不要遗忘了颈部。涂后用手在颈部轻轻按摩、拍打，直至皮肤组织完全将护肤品吸收。

适当做一些颈部的运动。比如说上下左右的扭动头部，每天10~20次即可，让颈部的肌肉得到充分的舒展和活动，或者进行一些适当的发声练习也会起到同样的效果。

保持良好的坐姿、站姿，不好的姿态习惯很容易使颈部产生皱纹。此外还要注意睡眠的姿势，尽量不要枕过高的枕头睡觉，高枕会使颈部弯曲从而产生皱纹，要尽可能地枕平一些的枕头入睡。

拯救"肉泡眼"的方法

（1）每晚睡前若能用维生素E胶囊中的黏稠液对眼下部皮肤进行为期4周的涂敷及按摩，能收到消除下眼袋的良好效果。

（2）黄瓜片敷眼，睡前在眼下部皮肤上贴无花果或黄瓜片，坚持下来可收到减轻下眼袋的美容效果。也可利用木瓜加薄荷浸在热水中制成茶，晾凉后经常涂敷在眼下皮肤上。

（3）在面部用些乳脂或油类，用手指朝上击打颜面部位，特别要注意在眼周围软弱的皮肤上重点轻敲。平时应当避免随意牵拉下眼睑或将其向外过度伸展。

（4）平时尚需注意常吃些胶原蛋白、优质蛋白、动物肝脏以及番茄、土豆之类的食物，注意膳食平衡，可为此部位组织细胞的新生提供必要的营养物质，对消除下眼袋亦有裨益。

对待下眼袋，在国外有人常采用甘菊、上等红茶或玫瑰子等。还有用加温的蓖麻油或橄榄油，每天在眼袋处湿敷15分钟到数小时。这些物质有助于解决眼下部所出现的囊袋问题。

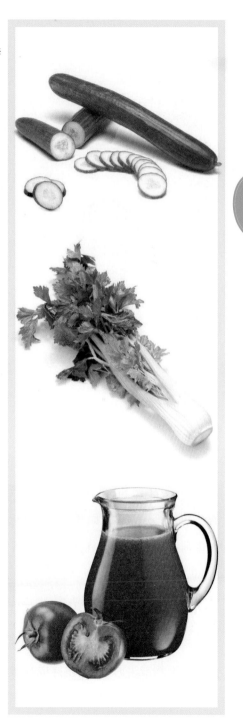

美容养颜篇

皮肤保养小窍门

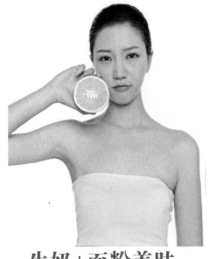

柠檬使皮肤更白

柠檬价格不贵，不妨常选购。平日把它切成一半挤汁，加入凉开水和糖饮用。挤过的柠檬皮请勿丢掉，放在洗脸水里。经常洗洗能让你的脸部和手的皮肤更加嫩白。

牛奶+面粉美肤

将3匙牛奶和3匙面粉拌匀，调至糊状，涂满脸部。待面膜干后，以温水按照洗脸步骤仔细清洗。此面膜一周最多只能敷两次，使用得当会令皮肤滋润光泽，做得太多则会频繁去角质，对皮肤反而不好，容易造成皮肤老化。

蜂蜜敷面美肤

蜂蜜能供给皮肤养分并能保持肌肤弹性，因此也被称为是"营养敷面"。将蜂蜜加在面粉或麦片之中，搅拌成糊状，在洗完脸后敷在脸部，约过30分钟用温水洗掉便可以了。因蜂蜜中有异味，可适当加入几滴柠檬汁。

土豆美肤

切一片生土豆放在眼睛上,可去掉眼睛周围的黑晕。如果指甲上有色斑,可擦土豆汁,让土豆汁在指甲上过一夜,次日早上洗掉即可。

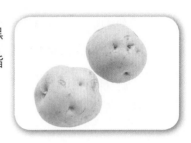

香蕉美肤

香蕉1个,蜂蜜1茶匙,柠檬汁约20滴,调和成浆。先将面部洗净,用毛巾热敷,使毛孔张开。用美容浆搽面部和颈部,十几分钟后用清水洗掉,可以滋润干性皮肤,起护肤作用。

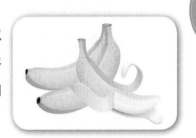

美容养颜篇

黑眼圈预防保健法

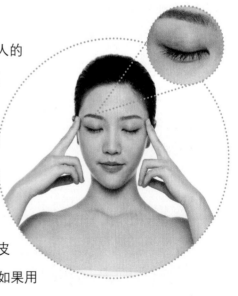

俗话说,"眼睛是心灵的窗户"。在人与人的交往中,眼睛是最先被注意到的,而黑眼圈的存在往往会使人陷入不自信的境地。黑眼圈的形成有生理性的,也有病理性的;有内因性的,也有外因性的;有先天性的,也有后天性的。常见的有以下几种原因:

①遗传因素。如先天性眼眶周围色素沉着症,其黑素颗粒大量沉积于表皮下层和真皮上层,使整个眼圈泛黑灰色。②化妆品皮炎。如果用了劣质化妆品,久而久之,就有可能出现黑眼圈。③过度疲劳。当夜生活过频、睡眠不足而致疲劳过度时,眼周皮肤的颜色就显得灰暗。④吸烟饮酒过量。饮酒过度会

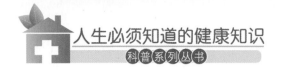
使眼睑局部出现阴影，而吸烟会使眼睑周围皮肤产生"烟锈色"而显灰暗。⑤房事过度。过度的性生活造成眼睑水肿和皮肤发暗。⑥外伤。眼皮下出血，血中的含铁血黄素沉积于皮下也能形成"黑眼圈"的外观。⑦皮肤病。神经性皮炎、异位性皮炎或湿疹等患者会不自觉地去搔抓或外用激素类的药膏，形成暂时性的黑眼圈。⑧系统性疾病。患有慢性肝炎、肾炎、贫血、内脏肿瘤等系统性疾病，因色素沉着形成黑眼圈。

此外，有些过敏性体质的人在服用了磺胺、四环素、解热镇痛类或致敏性药物后，会产生色素沉着，有时眼部的色素吸收较慢，也会形成黑眼圈。知道了"黑眼圈"形成的原因后，就可以采取相应的措施来消除或减轻"黑眼圈"。首先，应当养成一种良好的生活习惯，如早睡早起不熬夜、不吸烟、少饮酒、多运动、节制房事、选择优质合适的化妆品、不化浓妆、睡前洗妆等。并在日常饮食中可多摄取些蛋黄、豆类、芝麻、鸡肝、猪肝、花生、胡萝卜等含有大量纤维素的食物。慎用可能引起过敏的药物。中医认为黑眼圈是肾虚的表现，故可服用杞菊地黄丸、六味地黄丸、桂附地黄丸等中成药滋阴补肾，来减轻黑眼圈的形成。此外，冰敷局部有助于收缩血管，帮助消肿，减轻黑眼圈程度。按摩睛明、四白等眼周穴位，可以调节眼肌，疏通经络。如果有了面部疾病尤其是眼部皮肤的疾病，尽量不要搔抓，更不要长期涂抹激素类药膏。如果黑眼圈是因为系统性疾病引起的，应当积极治疗原发疾病，也有助于黑眼圈的消退或减轻。

饮茶皮肤保健法

我们都知道夏天饮茶可以解渴，品茶是一种艺术，而茶道起源于中国，中国人至少在唐朝或唐朝以前，就在世界上首先将茶作为一种修身养性之道，后传至日本，现在日本的茶道艺术及其流行程度已经远远超过了中国。唐朝的刘贞亮更以"十德"之说法全面地介绍了茶的功效，如以茶赏味、以茶修身、以茶除病气、以茶散郁气等。

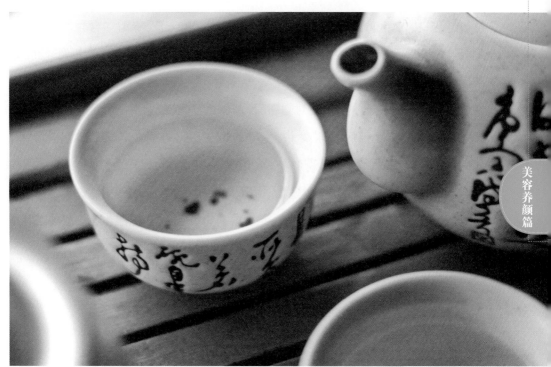

美容养颜篇

　　茶为药用，在我国已有2700年的历史。茶叶确实含有与人体健康密切相关的生化成分。据已有的研究资料表明，茶叶的化学成分有500种之多，包括维生素类、蛋白质、氨基酸、类脂类、糖类及无机盐类、茶多酚、咖啡碱、脂多糖等。其中蛋白质含量占干品质量的20%～30%，但能溶于水直接被人体吸收利用的仅占1%～2%。茶叶中的氨基酸有25种之多，其中异亮氨酸、亮氨酸、赖氨酸、苯丙氨酸、苏氨酸、颉氨酸是人体必须的八种氨基酸中的六种。而茶氨酸含量占氨基酸总量的50%以上。茶叶中的生物碱包括咖啡碱、可可碱和茶碱。其中以咖啡碱的含量最多，占2%～5%。咖啡碱对人体有多种药理功效，如提神、利尿、促进血液循环、助消化等。茶多酚是茶叶中30多种多酚类物质的总称，包括儿茶素、黄酮类等。其中儿茶素约占70%。茶叶中含有多种维生素，有水溶类和脂溶类两种。在水溶性维生素中，含量最多的是维生素C，以高级绿茶中的含量最高。一般每100g绿茶中含量可达100～250mg。红茶、乌龙茶因加工中经发酵工序，每100克茶叶中只有几十毫克。维生素C能够增强机体的抵抗力，促进皮肤创口的愈合。饮茶是补充水性维生素的最好的方法。茶叶中含有人体所需的无机盐，如磷、钙、钾、钠、镁、硫、铁、锰、锌、硒、铜、氟和碘等，其中含锌量较高。饮茶是人们获得有益无机盐的重要渠道之一。茶叶不仅具有提神清热、消食去腻、减肥解毒、降火明目等药理作用，还对辐射病、心脑血管病、癌症等有一定的药理作用。唐代陈藏器有"茶为万病之药"之说。茶叶的功效之多，作用之广，是其他饮料无可替代的。正如宋代诗人欧阳修《茶歌》赞颂的那样："论功可以疗百疾，轻身久服胜胡麻"。其中绿茶因是不发酵茶，较多地保留了鲜叶的天然物质，茶多酚、咖啡碱保留鲜叶的85%以上，叶绿素保留50%左右，维生素损失也较少，茶氨酸也比一般的茶叶高出许多，故其功效也最为显著。我国著名绿茶有碧螺春、龙井等。

茶的保健功效如下。

(1) 护肤抗衰老：绿茶所含的抗氧化剂有助于抵抗老化。人体在新陈代谢的过程中会产生大量自由基，容易损伤细胞，使机体或者皮肤老化，而超氧化物歧化酶（SOD）能够有效地清除过剩的自由基。绿茶中有儿茶素能显著提高SOD的活性，有利于清除自由基。而茶多酚具有很强的抗氧化性和生理活性，研究证明，1毫升茶多酚抗氧化和抗衰老作用要比维生素E强18倍。茶叶中的茶多酚可以阻断多种致癌物质在体内的合成，并能提高机体免疫力。此外，茶多酚属于水溶性物质，故用茶水洗脸可有效地清除面部的油腻，并具有抑菌、防晒的功能，能够有效地防止皮肤老化。茶叶中的咖啡碱能够提高肾脏的滤出率，减少过量乳酸等有害物质在肾脏中的滞留时间，故可利尿、防止毒素在体内过久停留，间接地起到了美肤护肤的作用。

(2) 抑制病原体的生长繁殖：茶多酚有较强的收敛作用，对病原菌、病毒有明显的抑制作用，对消炎止泻有明显效果。美国一项定量实验研究发现，茶氨酸可使人抵抗感染的能力增强5倍。饮茶前后人体干扰素的分泌量增加5倍，因为茶氨酸在人体肝脏内分解为乙胺，后者可正向调节人体免疫细胞抵御外界侵害。

(3) 降低心血管疾病的发生率：当人体的胆固醇、三酰甘油等的含量过高时，脂肪就会沉积在血管内壁，形成粥样斑块。而茶多酚对人体脂肪代谢有着重要作用,茶多酚中有儿茶素及其氧化产物茶黄素等。可降低总胆固醇、游离胆固醇、低密度脂蛋白胆固醇以及三酰甘油的量,抑制血小板凝集,从而降低动脉粥样硬化的发生率。绿茶含有的黄酮醇类既具有抗氧化作用,又可防止血液凝块及血小板成团,从而降低心血管疾病的发生。

(4)瘦身减脂:茶叶中含有茶碱及咖啡因,能兴奋中枢神经系统,提高胃液的分泌量,活化蛋白质激酶及三酰甘油解脂酶,有减脂解腻、降低胆固醇、促进消化的功效。同时,茶水中的肌醇、叶酸、泛酸等维生素物质及其蛋氨酸、半胱氨酸、卵磷脂、胆碱等多种化合物,也都有调节脂肪代谢的功能。故唐代《本草拾遗》中有久食令人瘦的记载,可以说茶叶是天然的"苗条霜"。

(5)护齿香口明目:茶叶是碱性饮料,可抑制人体钙质的丢失,有固齿护牙的作用。茶叶中含氟量较高,每天100g干茶中含氟量为10~15mg,且80%为水溶性成分。对预防龋齿和老年性骨质疏松有明显效果。同时儿茶素也有抑制龋菌的作用,单宁酸具有杀菌除口臭作用。茶叶含有丰富的维生素C,有减少眼疾、护眼明目的作用。

(6)调节脑部活动:咖啡碱是茶叶中一种含量很高的生物碱,一般含量为2%~5%。一杯150mL的茶汤中含有40mg左右的咖啡碱。茶叶中的咖啡碱能促使人体中枢神经兴奋,茶氨酸被吸收入脑后可以引起脑内神经递质多巴胺的显著增加,兴奋脑神经细胞,故人们在饮茶时有恬淡松弛、宁静舒畅之感。

茶作为一种大众化的饮料,男女老少皆宜。尤其是居住在高原地区的人,体力劳动量大的人,食油腻食物较多的人,烟酒量过大的人,在高温环境工作的人更应每天饮用。孕妇和儿童饮茶量宜少些。泡茶也是有讲究的,第一次冲泡,可溶浸出物占总量的50%左右,第二次冲泡一般约占30%,第三次为10%左右,而第四次只有1%~3%了。故从营养和香味的角度出发,一般茶叶冲泡以3次为宜。

常饮茶的人,尤其是常饮绿茶的人,皮肤的光泽度一般较好,抵抗力强,肥胖者少,身材亦匀称。故从强身健体和保护皮肤的角度出发,我们应当养成饮茶的好习惯。

(本章编者:张乐、许建阳、燕利娟、邹先彪、李志强)

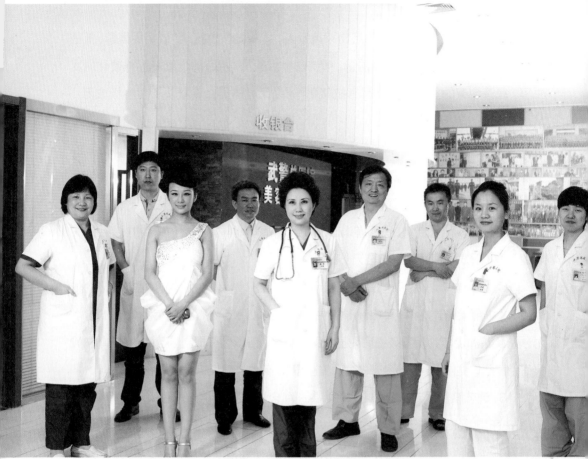

华谊影星宁露小姐专业造美团队——武警总医院医学美容整形中心